Hilla Ehrenberg
ATEMTHERAPIE

PFLAUM PHYSIOTHERAPIE
Herausgeberin: Ingeborg Liebenstund

Hilla Ehrenberg

Atemtherapie
in der
Physiotherapie/Krankengymnastik

Anatomische, physiologische, pathologische Grundlagen
Atemwegs- und Lungenkrankheiten
Atmung und Psyche
Atem- und Bewegungstechniken

<u>Unter Mitarbeit von:</u>
Ortwin Giebel,
Christoph Kuhlenbäumer (†),
Christoph Möller,
Wolfgang Siegfried,
Michael Schmidt und
Dieter Spazier

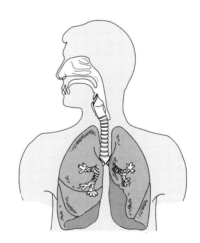

PFLAUM

Die Deutsche Bibliothek – CIP-Einheitsaufnahme

Atemtherapie in der Physiotherapie, Krankengymnastik :
Grundlagen, Atemwegs- und Lungenkrankheiten, Atmung und
Psyche, Atem- und Bewegungstechniken / Hilla
Ehrenberg. Mit Beitr. von Ortwin Giebel ... – München ; Bad
Kissingen ; Berlin ; Düsseldorf ; Heidelberg : Pflaum, 1998
   (Pflaum Physiotherapie)

ISBN 3-7905-0764-4

Gesamtherstellung: Pustet, Regensburg

INHALT

TEIL 1

H<small>ILLA</small> E<small>HRENBERG</small>

ANATOMISCHE UND PATHOLOGISCH-ANATOMISCHE GRUNDLAGEN

TEIL 2

HILLA EHRENBERG unter Mitarbeit von ORTWIN GIEBEL

PHYSIOLOGISCHE UND PATHO-
PHYSIOLOGISCHE GRUNDLAGEN

TEIL 3

Michael Schmidt

DIAGNOSTIK UND MEDIKAMENTÖSE THERAPIE VON ATEMWEGS- UND LUNGENKRANKHEITEN

TEIL 4

WOLFGANG SIEGFRIED/CHRISTOPH MÖLLER

unter Mitarbeit von HILLA EHRENBERG

DAS SCHLAFAPNOE-SYNDROM

TEIL 5

DIETER SPAZIER **und** HILLA EHRENBERG

Autoren

HILLA EHRENBERG, Krankengymnastin,
ehemalige leitende Krankengymnastin an der Med. Univ.
Klinik Köln und Lehrkraft für Innere Medizin an der
Lehranstalt f. Krankengymnastik an der Univ. Köln,
Keesburgstr. 38, 97074 Würzburg

Prof. Dr. med. ORTWIN GIEBEL, Adolf-Kolping-Platz 42,
41063 Mönchengladbach

Dr. med. CHRISTOPH KUHLENBÄUMER (†), vormals
Mainz

Dr. med. CHRISTOPH MÖLLER, Lohmühle 3–5,
57258 Freudenberg

Dr. med. WOLFGANG SIEGFRIED, Sonnleitstr. 37,
84471 Berchtesgaden

Prof. Dr. med. MICHAEL SCHMIDT, Med. Univ. Klinik
Würzburg, Schwerpunkt Pneumologie, Josef Schneider Str. 2,
97080 Würzburg

Dr. med. DIETER SPAZIER, Nobistor 34, 22767 Hamburg

GELEITWORT

Das vorliegende Werk gibt einen umfassenden Einblick in die Vorgänge bei der Atmung, über die Atemtypen oder Atemmuster bei Störungen der Atemmechanik und des Gasaustausches sowie über die Atemregulation bei den für die Atemphysiotherapie wichtigsten Krankheitsbildern und behandelt auch die Wechselwirkungen zwischen Atmung und Psyche.

Die dargestellten verschiedenen Techniken und Übungen der Atemphysiotherapie sowie die apparativen Atemhilfen stellen wertvolle flankierende oder unterstützende Maßnahmen dar, vor allem bei der Behandlung chronisch-obstruktiver Atemwegserkrankungen und restriktiver Funktionsstörungen, bei der präoperativen Verbesserung der Atemfunktion und der postoperativen Vermeidung broncho-pulmonaler Komplikationen. Damit dienen sie letztlich der rascheren Rehabilitation der Betroffenen.

Ziel des Buches ist es, ausgehend von anatomischen und physiologischen Grundlagen bzw. ihren pathophysiologischen Reaktionen auf Organschäden oder Funktionsstörungen, aus der Vielzahl der Methoden solche anzubieten, deren Wirkungsweisen – wenigstens weitgehend – objektiviert werden konnten. Effektiv, rationell begründet und wirtschaftlich unterstützen diese Vorgehensweisen die chirurgischen und medikamentösen Therapieformen. So sind sie in vielen Fällen mehr als nur Ersatzstrategie oder flankierende Maßnahmen.

Innerhalb der Rehabilitationsmedizin ist der Stellenwert der Atemphysiotherapie anerkannt, möge dieses Buch dazu beitragen, daß diese positive Beurteilung in der gesamten Medizin Geltung bekommt.

Frau Hilla Ehrenberg, die »Nestorin« der deutschen Atemphysiotherapie, hat ihr langes krankengymnastisches Leben ganz in den

Dienst der Atemphysiotherapie gestellt. Sie hat – bei ihrer beruflichen Arbeit und für dieses Buch – kompetente Ko-Autoren und Wissenschaftler gefunden. So sind in diesem Buch die Funktionsstörungen und Krankheitsbilder übersichtlich und verständlich abgehandelt, wird dem Kapitel Atmung und Psyche sowie dem Schlaf-Apnoe-Syndrom je ein Komplex gewidmet.

Ergebnisse der über 30jährigen Erfahrungen schlagen sich in den Kapiteln nieder, in denen unterschiedliche Techniken ausführlich dargestellt werden. Einige der Atemtechniken wurden von Frau Ehrenberg selbst entwickelt.

Es ist Frau Ehrenberg gelungen, mit diesem Buch eine aktuelle und praxisorientierte Atemphysiotherapie aus einem Guß vorzulegen und damit einen wichtigen Beitrag zur internationalen Literatur zu liefern. Dem Buch ist eine weite Verbreitung zu wünschen.

PROF. DR. G. SIEMON

Chefarzt der Fachklinik für
Erkrankungen der Atmungsorgane,
Krankenhaus Donaustauf

VORWORT

Die Atemtherapie ist Teil der Physikalischen Therapie und ruft im Organismus reaktive und leistungssteigernde Anpassungsvorgänge an die manuellen Reize, die Atembewegungs- und die Körperbewegungsreize hervor. Sie ist gekennzeichnet durch eine große Zuwendung der Therapeuten zu ihren Patienten, die zur Mitarbeit und zum selbständigen Üben motiviert werden.

Die vorliegende Monographie baut auf den Ergebnissen von Arbeitstagungen der Arbeitsgemeinschaft Atemtherapie im Deutschen Verband für Physiotherapie (Zentralverband der Physiotherapeuten/Krankengymnasten) (ZVK) e. V. auf. Die Arbeitsgemeinschaft wurde 1965 mit Unterstützung von Prof. Dr. med. H. DREXEL, München, begonnen. Ein wesentlicher Teil der Monographie schildert die anatomischen, physiologischen und pathologischen Grundlagen zur Atemtherapie. Das fehlte bisher. Dabei wird besonderer Wert auf eine für die Physiotherapeuten/Krankengymnasten verständliche Darstellung gelegt.

Ärztliche Autoren informieren über Erkrankungen von Atemwegen und Lunge, über das Schlafapnoe-Syndrom, über die Wechselwirkungen von Atmung und Psyche und den Zusammenhang von Haltung und Atmung des Gesunden.

Bei der Darstellung der atemtherapeutischen Techniken wird auch über die Untersuchungen berichtet, die mit wissenschaftlichen Methoden in Zusammenarbeit mit Prof. Dr. med. G. SIEMON und teilweise auch mit Prof. Dr. med. R. THOMA durchgeführt wurden. Detailliert werden Atembefunde und Behandlungstechniken geschildert, stets in Verbindung mit dem Lernvorgang.

Symbole und Abkürzungen werden den einzelnen Teilen der Monographie vorangestellt und erleichtern den Lesern damit das Verständnis. So kann das Buch- zusammen mit dem Sachregister- auch als Nachschlagewerk dienen.

Mein Dank gilt allen ärztlichen Autoren, die während der langen Entstehungszeit des Buches auf meine Bitten um Vereinfachung oder Veranschaulichung ihrer Publikationen eingingen. Bei der Auswahl der verschiedenen atemtherapeutischen Techniken war meine Würzburger Kollegin, Barbara Böhm-Maass, stets zu Diskussionen bereit, wofür ich ihr auch hier danken möchte. Für die stete Unterstützung durch anschauliche Zeichnungen bin ich dem Graphiker Walter Langhans dankbar. Die größte Hilfe bekam ich durch meine Schwester, Prof. Dr. rer. nat. Maria Ehrenberg, die mir beim Formulieren der Texte, bei einigen naturwissenschaftlichen Fragen in Teil II und bei der Gestaltung des Manuskriptes half. Ihr sage ich meinen besonderen Dank.
Der Herausgeberin der Fachbuchreihe Physiotherapie im Richard Pflaum Verlag, Ingeborg Liebenstund, danke ich für die kompetente Durchsicht des Manuskriptes und ihre Ratschläge für anschauliche Darstellungen im Text. Dem Richard Pflaum Verlag und seinen Mitarbeitern bin ich für die Geduld während meiner jahrelangen Bearbeitung der Monographie und für die Gestaltung des Buches dankbar.

Hilla Ehrenberg

TEIL 1

HILLA EHRENBERG

ANATOMISCHE UND PATHOLOGISCH-ANATOMISCHE GRUNDLAGEN

Mit Hinweisen zu atemtherapeutischen Techniken

1.1   ATEMWEGE

Die Atemwege werden in obere und untere Atemwege eingeteilt. Die oberen Atemwege, Nase/Nasenhöhle, Mund/Mundhöhle, Rachen, liegen im Kopf. Die unteren Atemwege, Kehlkopf, Luftröhre, Bronchi/Bronchioli, liegen in Hals und Brustkorb.

1.1.1   Obere Atemwege

1.1.1.1 Nase und Nasenhöhle

Die äußere Nase besteht aus Knochen (Nasenwurzel) und Knorpel (Nasenspitze). Die aus Knorpel gebildeten Nasenflügel sind durch mimische Muskeln beweglich. Das ist beim *»schnüffelnden Einatmen«*, einer Inspirationstechnik mit schneller Luftströmung, am Schmalwerden der Nasenlöcher zu erkennen.

Die durch das Nasenseptum in 2 Hälften geteilte innere Nase, die die Nasenhöhle mit dem Rachen verbindet, reicht bis zu den inneren Nasenlöchern (Choanen). Die seitlichen Wände der Nase sind durch 3 in die Nasenhöhle vorspringende schleimhautbedeckte dünne Knochen, die Nasenmuscheln (Conchae nasalis), vergrößert. Zwischen den Muscheln ziehen Nasengänge. Über Lage und Bedeutung der Nasengänge informiert *Tab. 1.* Im unteren Teil der Nasenhöhle liegt die mit Flimmerepithel, Drüsen und Becherzellen ausgestattete Schleimhaut, die *Regio respiratoria*, durch die der Luftstrom hauptsächlich zieht. Diese Region kann z. B. beim Schnupfen anschwellen und die Nasenhöhle verengen, so daß die Nasenatmung behindert ist. Im oberen Teil der Nasenhöhle bedeckt das mit Riech- und Stützzellen ausgestattete Epithelgewebe, die *Regio olfactoria,* die obere Nasenmuschel und das Nasendach. Zum Riechen wird die Luft dorthin gewirbelt.

Die Aufgaben der Nase sind Anfeuchtung, Erwärmung und Reinigung der Atemluft sowie die Riechfunktion. Die Nase verursacht mit ihrer Enge einen *Widerstand*, den wir bei sog. Nasenstenoseübungen nutzen.

Tab. 1 *Nasengänge. (nach* LOEWENECK u. LIEBENSTUND, *1994)*

Nasengang	Lage und Bedeutung
Oberer Nasengang	zwischen oberer und mittlerer Nasenmuschel Riechweg
Mittlerer Nasengang	zwischen mittlerer und unterer Nasenmuschel Zusatzweg zur Atemluft
Unterer Nasengang	zwischen unterer Nasenmuschel und Boden der Nasenhöhle Hauptweg für Atemluft

Merke: Beim »Schnuppern« bzw. »Schnüffeln« wird die Luft in die Riechregion gewirbelt und verlängert die Einatemdauer. Gleichzeitig bewirkt diese Atemtechnik eine verstärkte Anspannung der Einatemmuskeln, vornehmlich des Zwerchfelles, was am ruckhaften Vorwölben des Bauches zu erkennen ist.

1.1.1.2 Mund und Mundhöhle

Die »Mundring- und Lippenmuskeln« (*Mm. orbicularis oris*) sind in zirkulärem Faserverlauf um den Mund angeordnet. In der Atemtherapie werden sie bei den »*Lippenbremsen*« beansprucht. Bei diesen Ausatemtechniken staut sich die Luft in der Mundhöhle und wird bei der »*dosierten Lippenbremse*« durch die locker aufeinanderliegenden Lippen und bei der »*langen Lippenbremse*« durch gespitzte Lippen ausgeblasen. Das Dach der Mundhöhle wird vorne vom harten, hinten vom weichen Gaumen, seitlich von der vorwiegend mimischen Wangenmuskulatur gebildet. Der Boden der Mundhöhle besteht hauptsächlich aus Muskeln. Eine Senkung des Mundbodens ist beim tiefen oder »gähnenden« Einatmen mit geschlossenen Lippen, einer Einatemtechnik, deutlich sicht- und fühlbar.

Die im Mund liegende Zunge (*Lingua*) ist ein sehr beweglicher Muskel, der durch seine »Binnenmuskeln« erheblich verformbar ist. Die Zunge entspringt am Unterkiefer und liegt im entspannten Zustand breit auf dem Mundboden. Bei den Übungen aus der *Atem- und Lösungstherapie*, die dem Herstellen eines gelösten Zustandes der Patienten dienen, ist auf das *breite Aufliegen der Zunge auf dem Mundboden* hinzuweisen.

1.1.1.3 Rachen bzw. Schlund

Der Rachen (*Pharynx*) ist ein an der Schädelbasis aufgehängter, ca. 12 cm langer Schlauch, in den sich vorne die Nasenhöhle, in der Mitte die Mundhöhle und von unten der Kehlkopf öffnen. Der Pharynx trans-

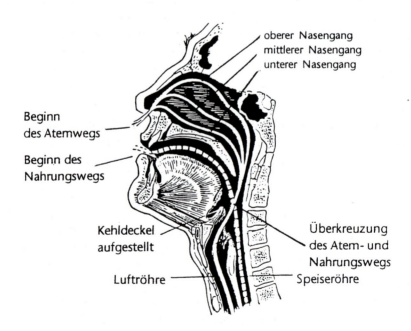

oberer Nasengang
mittlerer Nasengang
unterer Nasengang

Beginn
des Atemwegs

Beginn des
Nahrungswegs

Kehldeckel
aufgestellt

Überkreuzung
des Atem- und
Nahrungswegs

Luftröhre

Speiseröhre

Abb. 1 *Medianschnitt durch Kopf und Hals: Nasengänge, Atem- und Nasenweg sowie deren Überkreuzung im Rachen. (nach K. Tittel, 1994).*

portiert mit seinen Muskeln die Speisen in Richtung Speiseröhre (*Oe-sophagus*). Im Pharynx kreuzen sich Atem- und Nahrungsweg *(Abb. 1)*.

> **Merke:** Die Muskeln des Mundbodens und des Rachens erweitern bei Atemnot die oberen Atemwege. Dies ist erkennbar am inspiratorischen Senken des Mundbodens und des Kehlkopfes, was gleichzeitig den Atemwegswiderstand senkt.

1.1.2   Untere Atemwege

1.1.2.1   Kehlkopf

Der Kehlkopf (*Larynx*) begrenzt die Luftröhre von oben. Er besteht aus gelenkig verbundenen Knorpelteilen, die durch Bänder gehalten und von Muskeln bewegt werden. Schräg über dem Kehlkopf liegt der knorpelige Kehldeckel (*Epiglottis*). Dieser legt sich beim Schlucken über den Kehlkopfeingang und verschließt seine Öffnung, so daß die Nahrung über den Kehldeckel zur Speiseröhre gleitet und nicht in die Luftröhre gelangt.

Im Innern des Kehlkopfes befindet sich die *Glottis*. Darunter versteht man alle die Stimmritze (*Rima glottis*) begrenzenden Strukturen (KAHLE et al. 1991). Im allgemeinen Sprachgebrauch wird die Stimmritze jedoch Glottis genannt. Die Form der Stimmritze variiert. Bei Ruheatmung (mittlere Atemstellung) ist sie dreieckig geformt, bei tiefer Atmung (verstärkte Atmung) ist sie rautenförmig. Bei der Stimmgebung (Phonation) legen sich die Stimmbänder, auch Stimmlippen genannt, zur Tönstellung aneinander *(Abb 2)*. Zum Husten wird die Stimmritze zunächst geschlossen. Der Glottisschluß ermöglicht infolge der Anspannung der Rumpfmuskulatur den Aufbau eines hohen intrathorakalen und intraabdominalen Druckes. Beim Husten wird der Glottisschluß durch eine stoßartige Ausatmung gesprengt.

Die Schleimhaut im Kehlkopfinnern kann bei Entzündung ödematös anschwellen und die Stimmgebung beeinträchtigen. Eine Berührung der Schleimhaut z. B. mit Bronchialsekret oder Speisen löst Husten oder Würgen aus.

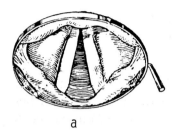

a

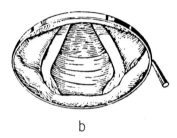

b

Abb. 2
Formen der Glottis im Kehlkopfspiegel:
a *mittlere Atemstellung (Dreiecksform),*
b *verstärkte Atmung (Rautenform),*
c *Phonationsstellung (Glottisschluß)*
(nach KAHLE, LEONHARDT u. PLATZER, 1991).

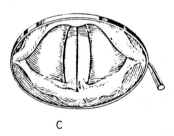

c

Merke: Der Larynx hängt in einem Netz von Muskeln und macht alle Kopf- und Halsbewegungen passiv mit. Er wird beim Schlucken angehoben, wobei sich die Epiglottis von kranial auf den Larynxeingang legt. Gleichzeitig tritt Glottisschluß und damit kurzfristig Atemstillstand (*Apnoe*) ein.

1.1.2.2 Luftröhre und Bronchialbaum
(Tracheobronchialbaum) (Abb. 3)

Die Luftröhre (*Trachea*) ist ein ca. 12 cm langes und dehnbares Rohr.
Sie teilt sich etwa in Höhe des 4. Brustwirbels in 2 sog. Stammbron-
chien. Diese verlaufen schräg abwärts und treten an der medialen
Fläche beider Lungenflügel an den Lungenpforten (*Hili*) in die rechte
und linke Lunge ein. Die Stammbronchien gehen in die Lappenbron-
chien über und verzweigen sich weiter in die Bronchien, die über die
Bronchioli terminales in die *Lungenbläschen* (*Alveolen*) einmünden. Die
Verzweigung der Bronchien wird Bronchialbaum genannt und ist der
Tab. 2 zu entnehmen.

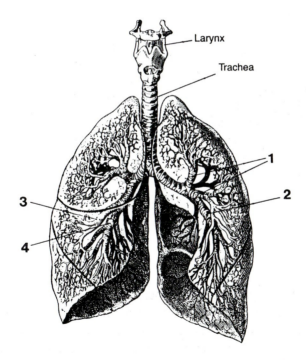

Abb. 3 *Lunge und zuleitende Atemwege in Vorderansicht nach* BENNINGHOFF. *Das
Lungengewebe ist transparent dargestellt, so daß die Bronchien sichtbar werden. (aus*
THEWS, MUTSCHLER *u.* VAUPEL, *1989).*

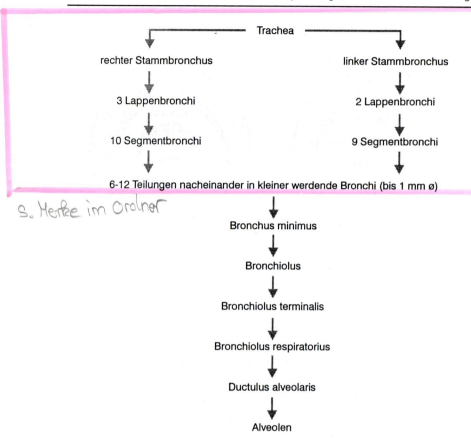

S. Merke im Ordner

Tab. 2 *Aufbau des Bronchialbaumes (nach LOEWENECK u. LIEBENSTUND, 1994)*

Merke: Die Wände von Trachea und Bronchien, »zentrale Atemwege«, sind mit Knorpel versteift und behalten so ihre Binnenweite, d. h. ihren Durchmesser im Atemzyklus. Die Wände der Bronchiolen, »periphere Atemwege«, haben keine Knorpelversteifung und sind daher den intrathorakalen negativen und positiven Drucken bei der In- und Expiration ausgesetzt. Sie werden bei der Inspiration weit und bei der Expiration eng. Das wird zur Verbesserung des Bronchialsekrettransportes genutzt.

Trachea bei Ruheatmung   Trachea beim Husten

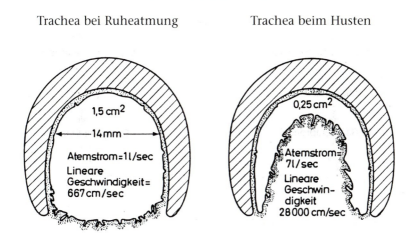

Abb. 4 *Atemstromgeschwindigkeit in der Trachea (nach COMROE, 1968).*

Die Trachea hat hufeisenförmige Knorpelspangen, die dorsal mit ela-
stischem Bindegewebe, der *Pars membranacea*, zu einem Ring geschlossen sind. Beim *Husten* bewirkt der »positive intrathorakale Druck eine
Einstülpung der Pars membranacea im thorakalen Bereich der Trachea.
Dadurch wird die Querschnittsfläche der Trachea auf $^1/_6$ des Normalen,
d. h. der Ruheatmung, verkleinert. Zusammen mit der 7-fachen Vergrößerung des Strömungsvolumens/Zeit ergibt dies eine Zunahme der
linearen Strömungsgeschwindigkeit um das 42-fache« (COMROE, 1968,
s. *Abb. 4*). Diese Verkleinerung unterstützt den Hustenstoß. Bei Patienten mit Atemwegsobstruktion (s. Teil 6, »Hustentechniken« S. 229) ist
die Pars membranacea erschlafft, stülpt sich bei langen Hustenattacken in die Trachea vollständig ein und behindert die Elimination
des Bronchialsekretes.
Trachea, Bronchien und Bronchiolen sind mit der für die unteren
Atemwege typischen Schleimhaut (*Mukosa*) ausgekleidet. Diese besteht aus 2 Schleimschichten (Sol- und Gelschicht) mit den Flimmer-
härchen (*Zilien*) bildenden Flimmerzellen, eingestreuten Becherzellen
und Drüsen, die das Bronchialsekret erzeugen. Das Sekret schützt die

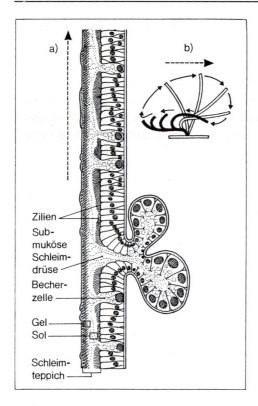

Abb. 5
Die mukoziliäre Clearance,
a *»Schleimteppich« auf dem zilientragenden Epithel,*
b *Zilienbewegung und Transportrichtung.*
(MANG, 1992, nach SHAPIRO, HARRISON u. TROUT, 1975).

Lunge vor dem Eindringen von Bakterien und Schadstoffen sowie vor Wärme- und Wasserverlust. Die Zilien sind kleine »Balken«, deren Bewegung in den 2 Schleimschichten in einem Arbeits- und einem Erholungsschlag abläuft (*Abb. 5*). Beim Arbeitsschlag richten sich die in der inneren Solschicht befindlichen Zilien auf, erreichen mit ihren Spitzen die äußere Gelschicht und transportieren diese mit dem Schleim (*Mukus*) in Richtung Mund. Beim Erholungsschlag tauchen sie wieder in die Solschicht ab. Anschließend richten sie sich erneut zum Arbeitsschlag auf usw. So entsteht eine koordinierte Bewegung für den Bronchialsekrettransport. Dieser bronchiale Selbstreinigungsmechanismus wird *mukoziliäre Clearance* genannt.
Bei übermäßiger Sekretproduktion, bei Schädigung der Schleimhaut durch Rauch, kalte Luft, Narkosegase stellen die Zilien vorübergehend

ihre Funktion ein. Wenn die mukoziliäre Clearance versagt, tritt als Ersatzmechanismus die *Hustenclearance* ein.

Merke: Chronische Huster werden in der Atemtherapie zur Hustendisziplin angeleitet. Das ist die Fähigkeit, das Sekret mit 1–2 Hustenstößen zu eliminieren, einen Reizhusten zu dämpfen und bei instabilen Atemwegen gegen die locker aufeinanderliegenden Lippen zu husten.

Der Durchmesser der Atemwege nimmt von der Trachea bis zu den Bronchiolen ab. Da sich ihre Anzahl aber bei jeder Verzweigung im Bronchialbaum verdoppelt, ist der Gesamtquerschnitt der peripheren Atemwege größer als derjenige der zentralen Atemwege. Eine Einengung der zentralen Atemwege z. B. infolge starker Ansammlung von Bronchialsekret macht sich beim chronischen Bronchitiker oder in der frühen postoperativen Phase durch erschwertes Atmen stärker bemerkbar als viele Einengungen in den peripheren Atemwegen. Die Patienten mit Bronchialsekret in den zentralen Atemwegen, das zur Atemerschwerung führte, haben nach Abhusten dieses Sekretes daher Atemerleichterung.

Das *vegetative Nervensystem* ist durch das Zusammenspiel zweier antagonistisch wirkender Teile – Sympathicus und Parasympathicus (Vagus) – gekennzeichnet. Eine Erregung des Sympathicus erfolgt bei erhöhter körperlicher Leistung und bewirkt unter anderem eine Beschleunigung der Atemfrequenz und Erweiterung verengter Bronchien. Eine Erregung des Parasymphathicus bewirkt unter anderem eine Verlangsamung der Atemfrequenz und Verengung von Bronchien bzw. Bronchiolen.

Merke: Patienten mit durch Spasmus verengten Bronchien können sich durch körperliche Belastung, d. h. Steigerung des Sympathicotonus, die obstruierten Bronchien erweitern.

1.2   LUNGE

1.2.1   Äußere Form

Die Lunge (*Pulmo*) besteht aus 2 Lungenflügeln. Sie ragen mit ihren Spitzen in die obere Brustkorböffnung (*Thoraxapertur*) hinein und überragen ventral die ersten Rippen. Die Basis beider Lungenflügel liegt auf den Zwerchfellkuppen. Rechte und linke Lunge sind durch das Mittelfell (*Mediastinum*), in dem sich das Herz und die großen Leitungsbahnen befinden, getrennt.

1.2.2   Lungenstruktur

Die kleinste Baueinheit der Lunge ist das Lungenläppchen (*Lobulus*). Dieses wird von einem Bronchiolus versorgt, aus dem die Bronchioli terminalis und respiratorii mit den Lungenbläschen (*Alveolen*) hervorgehen. Mehrere Lungenläppchen bilden ein Lungensegment, ein faustgroßes, keilförmiges Stück Lungengewebe. Die rechte Lunge hat 10, die linke Lunge 9 Segmente. Links fehlt das 7. Segment, weil an seiner Stelle das Herz liegt.

Mehrere Lungensegmente bilden einen Lungenlappen (*Lobus*). Die linke Lunge hat 2 Lappen, den Oberlappen mit der *Lingula*, d. h. dem

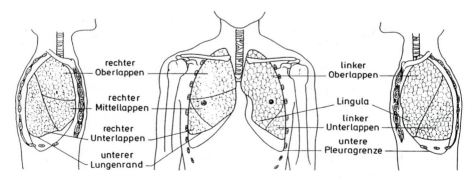

Abb. 6 *Oberflächenanatomie der Lunge. (nach J*OHNSON*, 1991).*

untersten Zipfel, und den Unterlappen. Die rechte Lunge hat 3 Lappen, Oberlappen, Mittellappen und Unterlappen *(Abb. 6)*. Die Lappen sind durch Spalten, sog. *Interlobärspalten*, in denen sich die Lappen bei den Atembewegungen gegeneinander verschieben, getrennt. Die Kenntnis der Lungenstruktur ist für die Atemtherapie nach operativer Entfernung von Teilen der Lunge wichtig.

1.2.3 Gefäße und Nerven der Lunge

Mit den Bronchien treten Blut- und Lymphgefäße sowie Nerven an der medialen Fläche beider Lungenflügel, am Lungenstiel *(Hilus)*, in die Lunge ein. Für die Atemtherapie ist das Verständnis für die arteriellen und venösen Gefäße nützlich.

Merke: Das vom rechten Herzen in der Lungenarterie *(Arteria pulmonalis)* strömende venöse Mischblut fließt durch die Lungenkapillaren unter Abgabe von Kohlendioxid und Aufnahme von Sauerstoff. Das arterialisierte Blut fließt dann durch die Lungenvene *(Vena pulmonalis)* zum linken Herzen.

Außer dem Lungenkreislauf hat die Lunge ein Lymphgefäßnetz. Es nimmt die Lymphe aus dem Zwischengewebe *(Interstitium, s. u.)* auf und fließt in die Venenstämme der oberen Körperhälfte.

1.2.4 Alveolen

In den Alveolen (Lungenbläschen) erfolgt der Gasaustausch durch Diffusion (s. Teil 2, »Physiologische und Pathophysiologische Grundlagen«). Voraussetzung für einen ausreichenden Gasaustausch ist eine große Austauschfläche und ein kurzer Diffusionsweg. Die große Zahl der Alveolen sorgt für eine große Austauschfläche. Sie beträgt in Abhängigkeit von der Atemzugstiefe ca. 80 m² bei der Einatmung und ca. 40 m² bei der Ausatmung. Die Alveolarwand sorgt für einen kleinen Diffusionsweg, der in der Größe von 1 µm liegt. Die Wände der Alveolen sind aus Bindegewebsfasern aufgebaut. Auf einer Seite liegt das Alveolarepithel und auf der anderen Seite das Kapillarendothel.

1.2.5 Zwischengewebe

Zwischen Alveolen und Gefäßen befindet sich das Zwischengewebe, das *Interstitium,* in dem sich bei Erkrankungen Flüssigkeit ansammeln kann.

Merke: Stauen sich Flüssigkeit und Blut in der Lunge ohne aus den Kapillaren auszutreten, entsteht eine Lungenstauung. Tritt die Flüssigkeit dagegen aus den Kapillaren durch das Interstitium in die Alveolen, entsteht ein Lungenödem.

Das Alveolargewebe hat weitere Funktionen:
- zur Körperabwehr: *Phagozythose*, d. h. intrazelluläre Verdauung von eingeatmeten Bakterien, Viren oder Schadstoffen
- Produktion des die Oberflächenspannung der Lunge herabsetzenden Lipoproteidfilmes (*Surfactant*), der die Innenseite der Alveolen auskleidet und müheloses Einatmen ermöglicht. Bei Fehlen oder Schädigung des Surfactant neigt die Lunge zur Bildung von *Atelektasen* (zusammengefallene Alveolen).

1.3 PLEURA Lungenfell

Die Pleura bedeckt als seröse Haut rechte und linke Lunge. Man unterscheidet das die Lunge überziehende viszerale Blatt (*Pleura pulmonalis*) von dem den Rippen anliegenden parietalen Blatt (*Pleura parietalis*). Letzteres überzieht auch das Mittelfell (*Mediastinum*) und das Zwerchfell (*Diaphragma*). Die Pleurablätter gehen am Lungenhilus ineinander über und bilden einen kapillaren Spaltraum, den *Pleuraspalt.* Durch einen Flüssigkeitsbezug über die 2 Pleurablätter sind diese durch Adhäsionskräfte gegeneinander verschieblich. Der Pleuraspalt ermöglicht so den Lungen reibungsloses Aneinandergleiten. Die Pleura pulmonalis ist nicht schmerzempfindlich, die Pleura parietalis dagegen sehr. Die Pleuraspalten bilden in den Winkeln zwischen Lungen und Rippen Aussackungen, die *Recessus pleurales*, in die sich die Lungen bei tiefer Inspiration ausdehnen. Für die Belüftung der basalen Lungenabschnitte ist deren Entfaltung entscheidend. Sie werden auch als *Recessus costodiaphragmatici* bezeichnet. Bei Entzündung der Pleurablätter, die mit einem Erguß einhergeht (*Pleuritis exsudativa*), kann sich die seröse Flüssigkeit so stark vermehren, daß sie nach medial auf die Lunge drückt und deren Entfaltung behindert. Enthält der Pleuraerguß Eiweiß, bilden sich *Verklebungen*, die zu irreversibler Einschränkung der Lungenentfaltung im betroffenen Bereich führen.

Merke s. Ordner

Merke: Spezielle Lagerungen verbunden mit Atemübungen können, wenn nach Pleuritis exsudativa bei Resterguß begonnen wird, einer Verschwartung vorbeugen bzw. die Verklebung der Pleurablätter klein halten (s. Untersuchungsreihe ALBERS/EHRENBERG 1960).

1.4 THORAX

Der knöcherne Brustkorb (*Thorax*) wird von 12 Rippenpaaren (*Costae*), dem Brustbein (*Sternum*) und von 12 Brustwirbeln (*Vertebrae thoracicae*) gebildet. Die Rippenpaare bestehen aus den Rippenknochen (*Os costale*) mit 2 Gelenkflächen, eine am Rippenköpfchen (*Caput costae*), eine am Rippenhöckerchen (*Tuberculum costae*) und dem Rippenknorpel (*Cartilago costae*) *(Abb. 7)*. Das Sternum besteht aus dem Handgriff (*Manubrium*), dem Körper (*Corpus*) und dem Schwertfortsatz (*Processus xiphoideus*). Am Sternum befinden sich Einschnitte (*Incisurae*) zur Drosselgrube (*Jugulum*), zu den Schlüsselbeinen (*Claviculae*) und zu den Rippenpaaren. Die oberen Rippenpaare sind vorne direkt mit dem Sternum verbunden: *echte Rippen*. Die 8.–10. Rippenpaare grenzen indirekt durch Knorpel an das Sternum, während die 11. und 12. Rip-

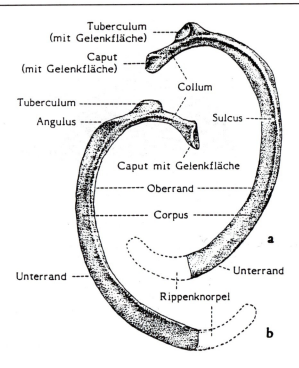

Tuberculum
(mit Gelenkfläche)

Caput
(mit Gelenkfläche)

Collum

Tuberculum

Angulus

Sulcus

Caput mit Gelenkfläche

Oberrand

Corpus

a

Unterrand

Unterrand

Rippenknorpel

b

Abb. 7 *Die Bauteile einer Rippe am Beispiel der zweiten Rippe:* **a** *Ansicht von unten,* **b** *Ansicht von oben. (nach* UHLMANN, *1989).*

penpaare keinen Kontakt zum Sternum haben. Diese 8.–12. Rippenpaare werden als *unechte Rippen* bezeichnet *(Abb. 8).* Die unteren Rippenpaare gehen oberhalb der Oberbauchregion *(Epigastrium)* in einem Winkel zusammen *(epigastrischer Winkel).* Der vom Thorax umschlossene Brustraum *(Cavitas thoraci)* hat eine obere enge und eine untere weite Thoraxöffnung. Zwischen zwei Rippenpaaren liegen die Zwischenrippenräume *(Intercostalräume).*
Die Rippenwirbelgelenke *(Articulationes costovertebrales)* sind die beweglichen Verbindungen zur Brustwirbelsäule. Sie bestehen aus den Gelenkverbindungen an den Rippenköpfchen *(Articulationes capites)* und den Gelenkverbindungen an den Rippenhöckerchen mit den Querfortsätzen der Brustwirbelkörper *(Articulationes tuberculi costae).*

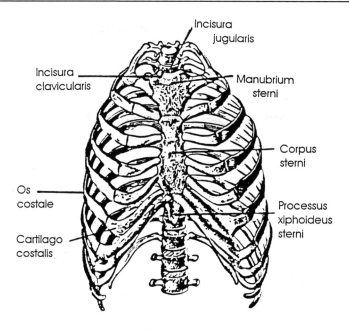

Incisura
jugularis

Incisura
clavicularis

Manubrium
sterni

Corpus
sterni

Os
costale

Processus
xiphoideus
sterni

Cartilago
costalis

Abb. 8 *Thorax von vorne. (nach BENNINGHOFF u. GOERTTLER 1980).*

Die Bewegungsachse für die Rippenwirbelgelenke bezeichet man als Rippenhalsachse *(Abb. 9)*. Diese Achsen haben bei den oberen Rippenpaaren eine transversale und bei den unteren Rippenpaaren eine sagittale Ausrichtung. Der Bandapparat der Rippenwirbelgelenke bewirkt, daß sich ein Rippenpaar um eine Achse, die mit der Längsachse des Rippenhalses zusammenfällt, hebt und senkt.

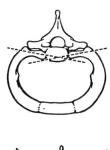

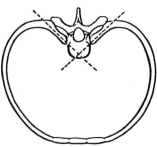

Abb. 9 *Rippenhalsachse im frontalen Kreuzungswinkel, erste und zweite Rippe. (nach v. HAYEK, 1970).*

1.4.1 Die Bewegungsabläufe des Thorax

Aus den Gelenkformen der Rippenwirbelgelenke und den Bandverbindungen entstehen die Atembewegungen des Thorax. Der 1. Rippenring ist in Ruhestellung, d. h. am Ende der normalen Ausatmung, um etwa 45° gegen die Horizontalebene (= Transversalebene) geneigt und kann um 24° gehoben werden. Er ist also sehr beweglich. Die kaudal folgenden Rippenpaare haben weniger Bewegungsspielraum für die Dreh- und Hebebewegungen. Die 6.–10. Rippenpaare können beim tiefen Einatmen Schubbewegungen (*Translationen*) nach dorsal ausführen (*Abb. 10*). Bei den Atembewegungen werden die Rippenknorpel torquiert. Ohne Torquierung könnten sich die Rippen nicht zur maximalen In- und Exspirationsstellung des Thorax bewegen. Die Atembewegungen des Thorax werden *thorakale Atmung* oder *Brustatmung* genannt.

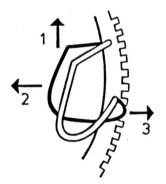

Abb. 10 *Schematische Darstellung der Brustkorbverformung während Ein- und Ausatmung in Seitenansicht. Einatmung schwarz, Ausatmung weiß. Bewegung:*
1 *nach kranial,* nach cabal
2 *nach ventral,*
3 *nach dorsal.*
(mod. nach MOLLIER, *1924).*

Merke: Die Erweiterung des Brustkorbes hängt ab: a) von der Beweglichkeit der Rippenwirbelgelenke und b) von der Elastizität der Rippenknorpel.

Entscheidend für die Effizienz der Atembewegungen ist der Unterschied zwischen der maximalen Inspirations- und Exspirationsstellung der Rippen (*Abb. 11*).

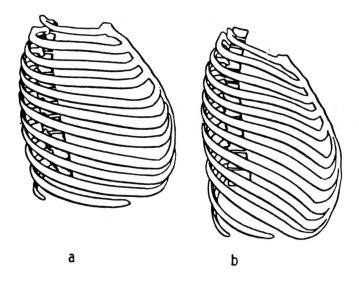

a   b

Abb. 11 *Thorax von der Seite:* **a** *maximale Inspirationsstellung,* **b** *maximale Exspirationsstellung. (nach* KAHLE, LEONHARDT *u.* PLATZER, *1991).*

1.4.2   Die Mobilität der Brustwirbelsäule

Sie trägt nur unerheblich zur Erweiterung des Brustraumes bei. An einem Patientenbeispiel soll im Folgenden demonstriert werden, daß eine fixierte Brustkyphose (entgegen der Meinung vieler Therapeuten) nicht zwingend zur Minderung der Thoraxbeweglichkeit führt: Ein Patient mit einem Wirbelsäulengibbus *(Abb. 12)* war mehrere Jahre wegen seiner Halswirbelsäulensymptomatik und seiner angeblichen Thoraxstarre in der Abteilung für Physikalische Therapie der Med. Univ. Klinik Köln in unserer Behandlung. Die vom zuweisenden Orthopäden angenommene Thoraxstarre konnten wir nicht bestätigen. Es zeigte sich bei den mit Maßband genommenen Thoraxumfangsmaßen beim Patienten eine auffallend große Differenz zwischen ma-

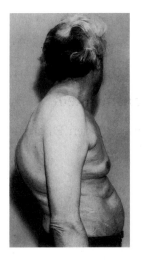

Differenz zwischen maximaler In- und Exspiration			
	1974	1976	1977
Umfang in cm			
Achsel	4	6	5
Sternumspitze	4,5	5	5
5 cm unter Sternumspitze	6	7	7
Vitalkapazität in % vom Soll			
	73	78	71

Abb. 12 *Patient mit Zustand nach Spondilitis und ausgeprägtem Wirbelsäulengibbus. (Näheres im Text)*

ximaler In- und Exspirationsstellung der Rippen. In der Lungenfunktionsuntersuchung des Kliniklabors zeigte sich keine wesentliche Einschränkung der Vitalkapazität (Funktionsgröße für eine restriktive Ventilationsstörung). Sie betrug ca. 75% vom Soll, auch lag keine Beeinträchtigung des Gasaustausches vor. Wir erfuhren vom Patienten (geb. 05. 03. 1917), daß er ca. 30 Jahre 2–3 mal täglich tief inspiriert, die Luft ca. 30–40 Sekunden angehalten und dann lange exspiriert hatte. Der Patient hatte sich auf diese Weise trotz seiner Wirbelsäulendeformierung seine Thoraxbeweglichkeit erhalten.

Merke: Tiefe Einatemzüge mit anschließendem Atemanhalten verbessern und erhalten die Thoraxbeweglichkeit, wenn täglich mehrmals geübt wird. Nur bei Versteifung der Rippenwirbelgelenke schwindet die Thoraxbeweglichkeit.

1.5 MUSKELN

S. Kopie

1.5.1 Einatmung = Inspiration

1.5.1.1 Einatemmuskeln = Inspirationsmuskeln

Die regulären Einatemmuskeln werden von den auxiliären Einatem-muskeln (= Einatemhilfsmuskeln) unterschieden.

1.5.1.1.1 Reguläre Einatemmuskeln

Der wichtigste reguläre Einatemmuskel ist das **Zwerchfell = Dia-phragma.** Es ist eine »zwerch«, d. h. »quer«, gestellte Muskelplatte, die von der unteren Thoraxapertur und der Lendenwirbelsäule (LWS) ent-springend sich in 2 Kuppen in den Brustraum hineinwölbt und den Brustraum vom Bauchraum abgrenzt. Zwischen Rippen- und Zwerch-fell entsteht der *Sinus phrenicocostalis,* in den sich beim tiefen Einat-men die Lunge entfaltet *(Abb. 13).* Die Zentralsehne in der Zwerchfell-mitte, das *Centrum tendineum,* dient den Muskel- und Sehnenfasern der

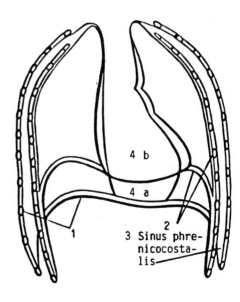

Abb. 13
1 *Zwerchfell- und*
  Brustkorbbewegungen
  beim tiefen Einatmen,
2 *beim tiefen Ausatmen,*
3 *Sinus phrenicocostalis,*
4 *Herzkonfiguration:*
  a *beim Einatmen und*
  b *beim Ausatmen.*
(mod. nach Thews, Mutschler
u. Vaupel, *1989)*

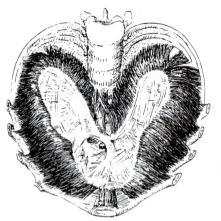

Abb. 14 *Zwerchfell (Diaphragma) von kranial: Anordnung der Muskel- und Sehnenfasern. (V. HAYEK, 1970)*

Pars sternalis, costalis und *lumbalis* als Ansatz *(Abb. 14).* Entwicklungsgeschichtlich stammt das Zwerchfell vom Muskelmaterial der 3.–5. Cervicalsegmente ab und ist nach kaudal gewandert. Es wird vom rechten und linken N. phrenicus innerviert. Eine Schädigung des Cervikalmarkes in Höhe C_3 – C_5 führt zur Zwerchfellähmung mit Einschränkung der Atmungsfunktion, was häufig eine maschinelle Beatmung erfordert.

Das Zwerchfell *kontrahiert* sich zur Erweiterung des Brustraumes, d. h. zur Einatmung *dynamisch-konzentrisch.* Seine Aktivität hört nicht mit Einatemende auf, sondern dauert – in Abhängigkeit von der Einatemzugstiefe – bis zu 98 % der Ausatmung an (MAC CONNAIL/BASMAJAN, 1969). Dabei kontrahiert es sich *dynamisch-exzentrisch*, bringt also eine Bremskraft auf. Dieses Verhalten tritt stets bei der langen Ausatmung des Sprechens und Singens auf.

Merke: Das Zwerchfell besitzt relativ wenige Muskelspindeln (CAMPBELL et al. 1970). Beim Zwerchfelltraining kann daher eine »Vordehnung« des Muskels wenig genutzt werden.

Das Zwerchfell übt bei seiner Kontraktion auch einen Zug auf seine Ursprungsflächen an der unteren Thoraxapertur aus, der die Rippen daher auch nach kranial bewegt (AMTMANN, 1977). Beim Tiefstand des Zwerchfelles infolge starker Lungenüberblähung zieht es die unteren

Rippen nach medial, »Zwerchfell-Thoraxwand-Antagonismus« (ULMER, 1991).

> **Merke:** Das Zwerchfell drückt bei seiner Kontraktion nach kaudal auf den Bauchinhalt, der sich wie eine mit Flüssigkeit gefüllte Blase verhält und nicht komprimierbar ist (KUMMER, 1967). Die Bauchorgane weichen daher nach ventral, lateral, kaudal und dorsal aus.

Die Ausweichbewegungen der Bauchorgane haben zu der Bezeichnung »Bauchatmung« bzw. »abdominale Atmung« geführt. Die Muskel- und Hautpartien der Bauchwände sind für das Zwerchfell Antagonisten. Das ist für die Kraftentfaltung des Zwerchfelles erforderlich, weil sich Kraft nur gegen eine Gegenkraft entfalten kann (actio-reactio = Wechselwirkungsgesetz nach NEWTON).

1.5.1.1.2 Weitere reguläre Einatemmuskeln

Die äußeren Zwischenrippenmuskeln (*Mm. intercostales externi*). Ihre Muskelfasern verlaufen von lateral kranial nach medial kaudal, d. h. vom unteren Rippenrand der höheren zum Oberrand der nächst unteren Rippe *(Abb. 15)*. Ihre Innervation erfolgt durch die Interkostalnerven Th 1–11. Sie verspannen außerdem die Interkostalräume. Ihre Funktion als Inspirationsmuskeln ist allerdings umstritten (s. LOEWENECK u. LIEBENSTUND, 1994).

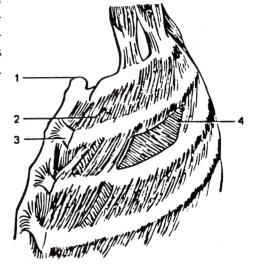

Abb. 15 *Präparierter Thorax mit Mm. intercostales:*
1 *Brustbein,*
2 *Mm. intercostales externi,*
3 *Rippenknorpel,*
4 *Mm. interkostales interni.*
(nach TITTEL, 1994)

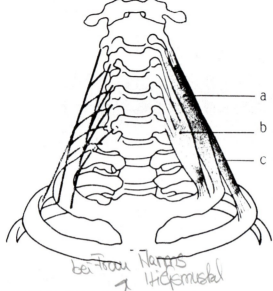

Abb. 16 *Mm. scaleni*
(Treppenmuskeln):
a *mittlerer M. scalenus,*
b *vorderer M. scalenus,*
c *hinterer M. scalenus.*
(nach TITTEL*, 1994)*

Die **Treppenmuskeln** (*Mm. scaleni*). Sie sind nach unserer Meinung reguläre Einatemmuskeln. Sie werden auch beim Gesunden bei festgestellter Halswirbelsäule bei jeder schnellen Einatmung angespannt und zeigen bei psychischer Erregung starke Aktivität. Beim Kranken spannen sie sich bei jeder Ruheatmung an. Die Innervation erfolgt durch die Nerven aus dem Zervikalmark 5–8 *(Abb. 16).*

Die **Muskeln des Mundbodens** (*Mm. mylohyoidei, Mm. geniohyoidei* u. *Mm. digastrici*). Sie erweitern beim tiefen Einatmen die oberen Atemwege. Bei Mundbodensenkung wird der Kehlkopf nach caudal bewegt. Dies ist im Atembefund deutlich festzustellen.

1.5.1.1.3 Einatemhilfsmuskeln

Die **Kopfwender** (*Mm. sternocleidimastoidei*). Sie bestehen aus 2 Köpfen und heben bei festgestelltem Kopf und beidseitigem Einsatz den Thorax. Die Innervation erfolgt durch den Hirnnerven N. accessorius sowie durch Nerven aus C_2, C_3. Die Muskeln können bei Ausfall der Mm. interkostales externi eine ausreichende Ruheatmung durchführen *(Abb. 17).*

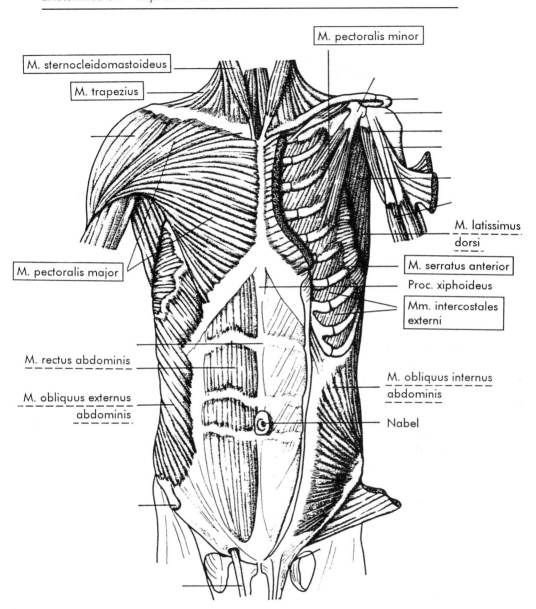

Abb. 17 *Oberkörper- und Atemmuskeln der Rumpfvorderseite, die bei körperlicher Belastung eingesetzt werden. Rechts oberflächliche, links tiefere Schicht. (nach* THEWS, MUTSCHLER *u.* VAUPEL, *1989)* ⊏⊐ *Rippen hebende Muskeln,* -- -- -- -- *Rippen senkende Muskeln*

Die **großen und kleinen Brustmuskeln** (*Mm. pectorales majores und minores*) sind Rumpf-Schultermuskeln. Ihre Innervation erfolgt durch die Nn. pectorales aus C_5–Th_1. Sie heben bei aufgestützten Armen bzw. fixierten Schulterblättern die Rippen (*Abb. 17*).

Die **hinteren oberen Sägemuskeln** (*Mm. serrati posteriores superiores*). Sie ziehen von den Dornfortsätzen der unteren Halswirbel und oberen Brustwirbel nach caudal zu den 2.–5. Rippenpaaren. Die Innervation erfolgt durch die Rr. ventrales der Segmente Th_1–Th_4. Sie heben die dorsalen oberen Rippen und werden so zu Hilfsmuskeln für die tiefe Inspiration (*Abb. 20*).

Die **vorderen Sägemuskeln** (*Mm. serrati anteriores*). Diese ziehen als breite Muskelplatten an den seitlichen Brustkorbabschnitten von den 1.–9. Rippenpaaren zu den inneren Schulterblatträndern. Sie werden bei festgestelltem Schultergürtel durch ihre Verbindung mit den *Mm. rhomboidei* zu Rippenhebern und damit zu Einatemhilfsmuskeln. Die Innervation erfolgt durch die Nn. thoraci longi aus den Segmenten C_5–C_8 (*Abb. 17*).

Die Schultergürtelmuskeln

Sie wirken bei festgestelltem Kopf und Hals hebend auf den Schultergürtel mit den Armen:

- die absteigenden Muskelfasern des **Kapuzenmuskels** (*M. trapezius/ pars descendens*), Innervation durch den N. accessorius und den Plexus Cervicalis C_1–C_4

- die **Schulterblattheber** (*Mm. levatores scapuli*), Innervation durch die Nn. dorsales scapuli aus C_4 und C_5

- die **rautenförmigen Muskeln** (*Mm. rhomboidei majores* und *minores*), Innervation durch die Nn. dorsales scapuli aus C_4 und C_5.

Merke: Die Muskeln verhindern, daß die herabhängenden Arme beim Tragen von Lasten den Schultergürtel zu stark auf die oberen Rippen drücken und bei Patienten mit starker Oberrippenatmung das Einatmen erschweren.

1.5.2 Ausatmung = Exspiration

Die Ausatmung in Körperruhe erfolgt beim Gesunden einerseits durch die Entspannung des Zwerchfelles und andererseits durch die Rückstellkraft des während der Einatmung gedehnten Lungen- und Brustkorbgewebes. Weil die Ausatmung ohne Muskeleinsatz erfolgt, wird sie *passive Ausatmung* genannt. Bei einem Atemminutenvolumen (V'$_E$) von ca. 40 Litern bei körperlicher Arbeit, aber auch beim Husten, Lachen, sehr langen Sprechphasen spannt sich beim Gesunden die Ausatemmuskulatur an. Wegen des Ausatemmuskeleinsatzes wird diese Ausatmung *aktive Ausatmung* genannt.

Bei *Patienten mit obstruktiven und restriktiven Ventilatiosstörungen* ist die Ausatemmuskulatur schon in Körperruhe zur Erhaltung des erforderlichen Gasaustausches notwendig und erhöht die Atemarbeit und damit den Sauerstoffverbrauch.

1.5.2.1 Ausatemmuskeln = Exspirationsmuskeln

Die **inneren Zwischenrippenmuskeln** (*Mm. intercostales interni*). Ihre Muskelfasern verlaufen von medial kranial nach lateral kaudal, d. h. vom Rippenoberrand zur Innenseite am Unterrand der nächst höheren Rippe. Ihre Innervation erfolgt durch die Intercostalnerven Th 1–11. Sie unterkreuzen fast rechtwinklig den Faserverlauf der Mm. intercostales externi und verspannen die Intercostalräume *(Abb. 15)*. Ihre Funktion als Exspirationsmuskeln ist umstritten (s. LOEWENECK u. LIEBENSTUND, 1994).

Die **äußeren schrägen Bauchmuskeln** (*Mm. obliquii externi abdominis*). ziehen von der Außenfläche der unteren Rippen, d. h. von lateral hinten oben nach medial vorne unten, und gehen in die flächige Sehnenplatte (*Aponeurose*) über. Ihr Faseranteil in der Mitte des Bauches bildet sehnige Streifen, die »weißen Linien« (*Lineae alba*). Die Innervation erfolgt durch die Nerven aus den Wirbelsäulensegmenten Th$_5$–Th$_{12}$ *(Abb. 17)*.

Die **inneren schrägen Bauchmuskeln** (*Mm. obliquii interni abdominis*). Sie ziehen von der Lendenrückenbinde (*Aponeurosis lumbalis*) und dem hinteren Teil des Darmbeinkammes (*Crista iliaca*) aufsteigend zu den unteren Rippen und unterkreuzen die Muskelfasern der Mm. obliquii externi. Die Innervation erfolgt durch die Nerven aus den Wirbelsäulensegmenten Th_8–Th_{12} *(Abb. 17)*.

Der **gerade Bauchmuskel** (*M. rectus abdominis*). Er zieht vom 5.–7. Rippenknorpel und von dem Schwertfortsatz des Brustbeines in parallel verlaufenden Muskelfasern zu beiden Seiten der Mittellinie des Bauches zur Schamfuge (*Symphyse*). 4 bis 5 sehnige Querstreifen (*Intersectiones tendineae*) weist er auf, so daß die dazwischen liegenden Muskelfasern sich unabhängig voneinander verkürzen können. Er liegt in der sog. Rektusscheide und wird von den Rami ventrales der Wirbelsäulensegmente Th_7–Th_{12} innerviert *(Abb. 17)*.

> **Merke:** Der M. rectus abdominis drückt bei seiner Kontraktion nur aus vorgewölbter Bauchstellung auf den Bauchinhalt, d. h. nach tiefer abdominaler Einatmung. Er ist daher für die »Bauchpresse« weniger wichtig als die schrägen und die queren Bauchmuskeln.

Die **queren Bauchmuskeln** (*Mm. transversii abdominis*). Sie ziehen von der Lendenrückenbinde und der Crista iliaca in querem Verlauf unter den Bauchmuskeln von dorsal, d. h. von der Innenseite der 7.–12. Rippenknorpel nach ventral zur Bauchaponeurose. Ihre Muskelfasern engen den

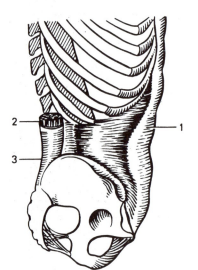

Abb. 18 *M. transversus abdominis (querer Bauchmuskel):*
1 *Bauchaponeurose,*
2 *M. erector trunci (tiefer Rückenstrecker),*
3 *Aponeurose des M. erector trunci.*
(nach TITTEL*, 1994)*

Bauchraum ein, sogenannte »Schnürer des Bauches«. Die Innervation erfolgt durch die Rr. ventrales Th_7-Th_{12}, durch den N. iliohypogastricus aus $Th_{12}-L_1$, durch den N. ilioingualis aus L_1 u. a. *(Abb. 18).*

Die **viereckigen Lendenmuskeln** (*Mm. quadratii lumborum*). Sie füllen den hinteren rechteckigen Raum zwischen Darmbeinkamm und den 12. Rippenpaaren zu beiden Seiten der Lendenwirbelsäule aus und *ziehen die 12 Rippenpaare herab.* Bei tiefer Einatmung zeigen sie starke Aktivität, wie elektromyographische Untersuchungen von CAMPBELL et al. (1970) gezeigt haben. Das könnte die Schmerzen eines Patienten mit Hexenschuß (*Lumbago*) beim Einatmen erklären. Man nimmt an, daß die isometrische Kontraktion der Muskelfasern zu beiden Seiten der Lendenwirbelsäule die Rippen fixiert und so die Zwerchfellkontraktion unterstützt. Die Innervation erfolgt durch die Nn. subcostales Th_{12} und die Rr. muskulares des Plexus lumbalis L_1-L_3 *(Abb. 19).*

Die **hinteren unteren Sägemuskeln** (*Mm. serrati posteriores inferiores*). Sie ziehen von der Lendenrückenbinde, den 12 Brust- und den 1.–3. Lendenwirbeln schräg aufwärts zu den 9.–12. Rippenpaaren. Ihre Innervation erfolgt durch die Rr. ventralis der Segmente Th_9-Th_{11} *(Abb. 20).* Sie senken die Rippen.

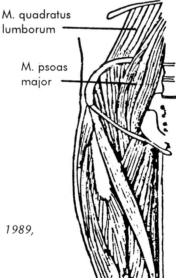

M. quadratus
lumborum

M. psoas
major

Abb. 19 *M. quadratus lumborum (viereckiger Lendenmuskel), M. psoas major (großer Lendenmuskel). (aus THEWS, MUTSCHLER u. VAUPEL, 1989, Ausschnitt aus Abb.15–18, S. 397)*

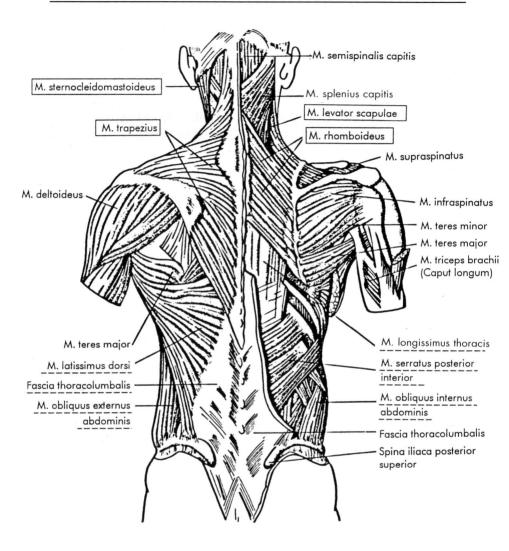

Abb. 20 *Oberkörper- und Atemmuskeln der Rumpfrückseite, die bei körperlicher Belastung und Atemnot eingesetzt werden, links oberflächliche, rechts tiefere Schicht. (nach THEWS, MUTSCHLER u. VAUPEL, 1989)*

⬜ *Rippen hebende Muskeln,* -- -- -- -- *Rippen senkende Muskeln*

Der **breite flächige Rückenmuskel** (*M. latissimus dorsi*). Er zieht auf beiden Seiten des Rückens mit der flächigen Sehnenplatte (*Fascia thoracolumbalis*) von den Dornfortsätzen der 6 unteren Brust-, der Lenden- und der Kreuzbeinwirbel, dem hinteren Drittel der Crista iliaca zur Kleinhöckerleiste (Crista tuberculi minoris humeri) des Oberarmes. Beim Ansatz der Sehnen überkreuzen sich die Muskelfasern. Er bildet mit dem M. teres major auf beiden Seiten den muskulösen hinteren Achselhöhlenrand. Bei einseitigem Einsatz zieht er zusammen mit dem M. pectoralis major der ventralen Seite den erhobenen Arm herunter. Er wird auch als »Schürzenknoter« oder »Fracktaschenmuskel« bezeichnet! Bei Fixation der Arme lordosiert er die LWS; bei einseitiger Kontraktion bewirkt er eine laterale Flexion der LWS (*Abb. 20*). Seine Innervation erfolgt durch die Nn. thoracodorsales aus den Segmenten C_5–Th_1.

> **Merke:** Bei beidseitiger Kontraktion und fixierten Armen unterstützen die Muskelanteile auf der rechten und linken Seite die Ausatmung und helfen beim Husten, sogenannte Hustenmuskeln. Bei chronischen Hustern sind hypertrophierte hintere Achselränder zu tasten.

Der **tiefe Rückenmuskel** beiderseits der Wirbelsäule (*M. erector trunci*). Er wird von dem Langmuskel (*M. longissimus thoracis*) (Innervation durch Rr. dorsales von C_1–C_3, Th_2–Th_5) und dem Darmbeinrippenmuskel *M. iliocostalis* (Innervation durch Rr. dorsales von C_8/Th_1–Th_9/L_1) gebildet. Bei forcierter Exspiration, d. h. bei körperlicher Anstrengung, bei starker psychischer Belastung, bei langen Sprechphasen oder bei längeren Hustenattacken wird er stark angespannt (*Abb. 20*).

1.5.3 Beckenboden und Beckenbodenmuskulatur

Der Beckenboden besteht aus quergestreiften Muskelfasern und aus Fasziengewebe. Er bildet den Abschluß der Bauchhöhle nach kaudal und ist vom Atembewegungsvorgang betroffen, weil die Bauchorgane bei der abdominalen Atembewegung auch nach kaudal ausweichen. Der Beckenboden ist dem Zwerchfell vergleichbar, das den Brustraum vom Bauchraum trennt und wird daher als *Beckenbodenzwerchfell* bezeichnet. Dieses besteht aus zwei durch Fasziengewebe verstärkten *Muskelplatten*:

- aus dem *Diaphragma pelvis*, das den für die Tragfähigkeit des Beckenbodens wichtigen Heber des Anus (*M. levator ani*) enthält
- aus dem *Diaphragma urogenitalis*, das kaudal vom Diaphragma pelvis liegt.

Die Innervation erfolgt durch Äste des Plexus sacralis S_2–S_4 und den N. pudendus. Im Bereich des Beckenbodens befinden sich die Schließmuskeln des Mastdarmes und der Blase. Der Beckenboden trägt die Last der Bauch- und Beckenorgane.

Bei Frauen erhöht sich die Beckenbodenbelastung in den letzten Wochen der Schwangerschaft, die durch eine Hyperlordose der Lendenwirbelsäule noch verstärkt wird. Frauen, die geboren haben, sind daher für Beckenbodenmuskelschwächen prädestiniert (s. die Beckenbodenmuskeln der Frau, *Abb. 21*).

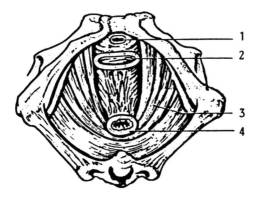

Abb. 21 *Beckenbodenmuskeln der Frau, Topographie des M. levator ani (Heber des Anus).*
1 Uretra (Harnröhre),
2 Vagina (Scheide),
3 M. levator ani,
4 Rectum (Mastdarmausgang und After).
(nach Hoppe u. Voigt, 1983).

Merke: Leichte Harninkontinenz oder Afterinkontinenz können mit einem Krafttraining der quergestreiften Muskelfasern des Beckenbodenzwerchfelles durch Ausatemtechniken in Kopftiefstellung, d. h. in Knieunterarmstellung, gebessert werden.

1.5.4   Abschluß

Die den Brustraum erweiternden und verengenden aktiven und passiven Kräfte bewirken, daß Erweiterung und Verengung in drei Richtungen verlaufen:

- in vertikaler Richtung durch kranio-kaudale Atembewegungen
- in horizontaler Richtung durch latero-mediale Atembewegungen
- in sagittaler Richtung durch ventro-dorsale Atembewegungen.

Viele Muskeln sind bei physischer, aber auch bei psychischer Belastung beteiligt. Bei Patienten mit gestörter Atemmechanik, d. h. mit obstruktiven oder restriktiven Ventilationsstörungen, ist der Muskeleinsatz noch gesteigert.

1.6   ATEMTYPEN – ATEMMUSTER

Die anatomische Einteilung in thorakale und abdominale Atemtypen wird in der Atemtherapie nach Atembewegungsrichtungen gegliedert und zwar nach vorne (ventral), zur Seite (lateral), nach hinten (dorsal), in Richtung Beckenboden (nach kaudal). Auch bestehen die thorakalen und abdominalen Atemtypen meist nicht allein sondern kombiniert.

Die individuelle Atmung der Patienten wird gegenwärtig mit dem Begriff »Atemmuster« bezeichnet.

1.7   LITERATUR

AMTMANN, E. (1977) †: Persönliche Mitteilung

BENNINGHOFF, A. & GOERTTLER, K. (1980): *Lehrbuch der Anatomie*. 13. Aufl., S. 306. Verlag Urban & Schwarzenberg, München – Wien – Baltimore.

CAMPBELL, E. J. M., AGOSTINI, E. & NEWSOM DAVIS, J. (1970): *The Respiratory Muscles*. 2. Aufl. S. 188. Lloyd-Luke (Medical Books) LTD., London.

COMROE, H. J. (1968): *Physiologie der Atmung.* S. 155. Deutsch von H. A. GERLACH, Schattauer Verlag, Stuttgart – New York.

HAYEK von, H. (1970): *Die menschliche Lunge.* 2. Aufl., S. 7 und 19. Springer Verlag, Berlin – Heidelberg – New York.

HOPPE, L. & VOIGT, G. (1983): *Frauenheilkunde.* In: COTTA, H. et al.(Hrsg.): Krankengymnastik **7**, S. 152. Thieme Verlag, Stuttgart – New York.

KUMMER, B. (1967): Atemmechanik und Körperstellung. Krankengymnastik 19, S. 2–4.

KAHLE, W., LEONHARDT, H. & PLATZER, W. (1991): *Taschenatlas der Anatomie.* 6. Aufl. Bd. 2, S. 125 und Bd. 1, S. 71. Thieme Verlag, Stuttgart – New York.

LOEWENECK, H. & LIEBENSTUND, I. (1994): *Funktionelle Anatomie für Krankengymnasten.* 2. Aufl. S. 270 und 275. R. Pflaum Verlag, München.

MANG, H. (1992): *Atemtherapie.*, S. 9. Schattauer Verlag, Stuttgart – New-York.

MOLLIER, S. (1967): *Plastische Anatomie.* 2. Aufl. Bergmann Verlag, München.

JONSON, N. MCL. (1991): *Oberflächenanatomie der Lunge, Erkrankungen der Atmung.* S. 23. Fischer Verlag, Stuttgart – New York.

SHAPIRO, B.,HARRISON, H. & TROUT, C. (1975): *Clinical Application of Respiratory Care.* S. 14. Year Book Medical Publ. Inc. London.

THEWS, G., MUTSCHLER, E. & VAUPEL, P. (1989): *Anatomie, Physiologie und Pathophysiologie des Menschen.* 3. Aufl., S. 218, 219, 391, 392 und 397. Wissenschaftl. Verlagsgesellschaft mbH., Stuttgart.

TITTEL, K. (1994): *Beschreibende und funktionelle Anatomie des Menschen.* 12. Aufl., S. 92, 96, 103 und 280. Fischer Verlag, Jena – Stuttgart.

UHLMANN, K. (1989): *Lehrbuch der Anatomie des Bewegungsapparates.* 2. Aufl., S. 73. Verlag Quelle & Meyer, Heidelberg – Wiesbaden.

TEIL 2

HILLA EHRENBERG
unter Mitarbeit von ORTWIN GIEBEL

PHYSIOLOGISCHE UND PATHOPHYSIOLOGISCHE GRUNDLAGEN

Mit Hinweisen zu atemtherapeutischen Techniken

SYMBOLE UND ABKÜRZUNGEN

AGW   .... Atemgrenzwert

ATP .... Adenosintriphosphat

CO_2 .... Kohlendioxid

ERV   .... exspiratorisches Reservevolumen

f .... Atemfrequenz

FEV_1 .... forciertes Exspirationsvolumen in einer Sekunde

FEV_1 in VC% .. forciertes Volumen in einer Sekunde in % der Vitalkapazität

FRC   .... funktionelle Residualkapazität (oder ITGV = intrathorakales Gasvolumen)

FVC   .... forcierte Vitalkapazität

H^+ .... Wasserstoff-Ion

H_2CO_3 .... Kohlensäure

H_2O .... Wasser

Hb   .... Hämoglobin

HCO_3^- .... Bicarbonat-Ion

IRV .... inspiratorisches Reservevolumen

KP .... Kreatinphosphat

N_2 .... Stickstoff

Na^+ .... Natrium-Ion

$NaHCO_3$ ..... Natriumbicarbonat

NH_4^+ .... Ammonium-Ion

O_2 .... Sauerstoff

O_3 .... Ozon

P_aCO_2 .... arterieller Kohlendioxidpartialdruck

P_aO_2 .... arterieller Sauerstoffpartialdruck

P_{atm} .... Atmosphärendruck

PCO_2 .... Kohlendioxidpartialdruck

pH-Wert ..... Maßeinheit für die [H+]-Ionenkonzentration in wäßrigen Lösungen, zeigt Säure- bzw. Basengrad der Lösung an

PO_2 .... Sauerstoffpartialdruck

P_{pl} .... intrapleuraler Druck

P_{pulm} .... intrapulmonaler Druck

Q .... Perfusion

R_{aw} .... Atemwegswiderstand

RV .... Residualvolumen

SO$_2$ . . . . Sauerstoffsättigung
TLC . . . . Totalkapazität
V' . . . . Ventilation
V$_A$ . . . . Alveolarvolumen
V'$_A$ . . . . alveoläre Ventilation
V'$_E$ . . . . Atemminutenvolumen oder AMV
VC . . . . Vitalkapazität
VC$_{ex}$ . . . . exspiratorische Vitalkapazität
VC$_{in}$ . . . . inspiratorische Vitalkapazität
V$_D$ . . . . dead space Volume = Totraumvolumen
V'$_D$ . . . . Totraumventilation
V$_{D-an}$ . . . . anatomischer Totraum
V$_{D-f}$ . . . . funktioneller Totraum
V$_T$ . . . . Tidal Volume oder AZV = Atemzugvolumen

2.1 ATMOSPHÄRISCHE LUFT

Die atmosphärische Luft ist ein Gasgemisch mit folgender Zusammensetzung: Sauerstoff (O$_2$) 20,93%, Stickstoff (N$_2$) 78,1%, Kohlendioxid (CO$_2$) 0,03% und Spuren von Edelgasen. Sie enthält außerdem wechselnde Mengen von Wasserdampf und Ozon (O$_3$), gewerbliche Abgase, Staub und Schwebstoffe sowie pflanzliche und tierische Mikroorganismen (s. PIIPER u. KOEPCHEN, 1972).

2.2 INNERE UND ÄUSSERE ATMUNG

In der Physiologie wird der Gasaustausch von Organismen mit ihrer Umgebung als Atmung bezeichnet. Bei einzelligen Organismen vollzieht sich der Gasaustausch unmittelbar mit der Umgebung, d. h. der im Stoffwechsel benötigte Sauerstoff wird durch Diffusion aus der Umgebung aufgenommen und das gebildete Kohlendioxid ebenso abgegeben.

Beim Menschen als vielzelligem Organismus »hat jede Zelle einen Stoffwechsel und tauscht Sauerstoff und Kohlendioxid durch *Diffusion* mit ihrer Umgebung aus. Diese Umgebung ist hier aber nicht die Außenwelt, sondern die benachbarte Zelle oder der Interzellularraum, also eine innere Umgebung.« (PIIPER u. KOEPCHEN, 1972). Das wird als *Innere Atmung* bezeichnet. Zur Außenwelt ist die Entfernung der Zellen im Gewebsverband und ihrer Interzellularräume für den Gasaustausch durch Diffusion zu groß. Darum sind Transportmechanismen für O_2 und CO_2 erforderlich. Diese sind der Gasaustausch in der Lunge, als *Äußere Atmung* bezeichnet, sowie der Blutkreislauf.

Merke: Das Blut ist das Transportmittel von Sauerstoff und Kohlendioxid und stellt durch den Kreislauf die Verbindung zwischen äußerer und innerer Atmung her (*Abb. 22*).

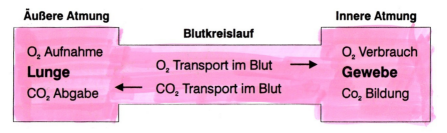

Abb. 22 *Schematische Darstellung der Verbindung von äußerer und innerer Atmung durch den Blutkreislauf mit Transport von O_2 und CO_2 im Blut. (mod. nach KREUTZ, 1961).*

Die *Innere Atmung* erfolgt durch intrazelluläre biochemische Prozesse. Dabei steht der O_2 als wesentliche Voraussetzung für den Ablauf des zellulären Energiestoffwechsels im Vordergrund. Bei Störungen der inneren Atmung ist in erster Linie O_2-Mangel und Minderdurchblutung für die Zellfunktion bis zum Zelltod verantwortlich (mod. nach PIIPER u. KOEPCHEN, 1972). *Die Innere Atmung ist nicht Gegenstand der Atemtherapie und wird hier nicht weiter dargestellt.*

2.3 GASAUSTAUSCH IN DER LUNGE (äußere Atmung)

Der Gasaustausch in der Lunge wird durch mehrere Teilfunktionen ermöglicht (*Abb. 23*):

- durch die *Ventilation* = die Belüftung der Lunge
- durch die *Distribution* = die Luftverteilung auf die Alveolen
- durch die *Perfusion* = die Durchblutung der Lunge
- durch die *Diffusion* = das Wandern der O_2- und CO_2-Moleküle zwischen Alveolarluft und Lungenblut in mehreren Schritten auf dem sog. Diffusionsweg (THEWS, 1968).

Abb. 23 *Teilfunktionen beim Gasaustausch in der Lunge. (nach THEWS, 1968).*

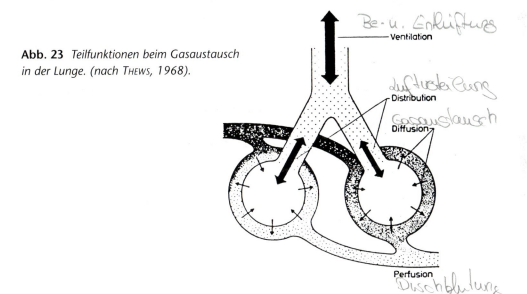

Be- u. Entlüftung
Ventilation

Luftverteilung
Distribution

Gasaustausch
Diffusion

Perfusion
Durchblutung

2.3.1 Ventilation und Distribution

Mit Ventilation (V') wird der Vorgang bezeichnet, der Luft in die Alveolen hinein- und aus den Alveolen herausbefördert. Bei der Einatmung (Inspiration) strömt sauerstoffreiche »Außenluft« in die Lunge und bei der Ausatmung (Exspiration) strömt kohlendioxidreiche Luft aus der Lunge. Dabei muß die Distribution der Luft auf die Millionen Alveolen während der Inspiration möglichst homogen sein. Allerdings besteht eine inhomogene Distribution der Luft beim Gesunden schon *in Körperruhe.* Das ist jedoch ohne Nachteil für den Gasaustausch, der in diesem Fall für den Stoffwechsel ausreicht. Bei einer Ventilationssteigerung, d. h. einer Vergrößerung des Atemzeitvolumens z. B. bei *körperlicher Belastung,* wird eine größere Luftmenge in der gesamten Lunge gleichmäßiger verteilt.

Die pro Atemzug aufgenommene Luftmenge wird als *Atemzugvolumen* (AZV) oder mit dem gebräuchlicheren englischen Begriff *Tidal Volume* (V_T) bezeichnet. Der Anteil des Atemzugvolumens, der bis in die Alveolen der Lunge strömt und am Gasaustausch teilnimmt, wird *Alveolarvolumen* (V_A) genannt und die Belüftung der Alveolen *alveoläre Ventilation* (V'_A). Der Anteil des Atemzugvolumens, der in den oberen und unteren Atemwegen bleibt und nicht am Gasaustausch teilnimmt, ist das *Totraumvolumen* und wird mit dem englischen Begriff *dead space Volume* (V_D) bezeichnet. Die Belüftung der Atemwege wird daher *Totraumventilation* (V'_D) genannt.

> **Merke:** Das Atemzugvolumen des Erwachsenen beträgt ca. 600 ml Luft.
>
> Folglich ist $V_T(600 \text{ ml}) = V_A(450 \text{ ml}) + V_D(150 \text{ ml})$.

Von dem anatomischen Totraum ($V_{D\text{-}an}$) wird der funktionelle Totraum ($V_{D\text{-}f}$), der die Alveolen einbezieht, unterschieden. Diese sind zwar belüftet aber nicht durchblutet.

Zu Beginn jeder Inspiration strömt zuerst die Luft aus dem Totraum in den Alveolarraum. Das ist die Luft, die sich von der vorhergehenden Exspiration noch in den Atemwegen befand. Sie kann die Luftzusammensetzung im Alveolarraum nicht verbessern, denn sie hat die Zusammensetzung der endexspiratorischen Luft der vorhergehenden Exspiration und enthält wenig O_2 und viel CO_2. Die Totraumluft gelangt zuerst in den Alveolarraum, bevor dann die O_2-reiche Außenluft nachströmt und sich mit der im Alveolarraum befindlichen Luft vermischt.

Merke: Da nur die alveoläre Ventilation den Gasaustausch gewährleistet, herrschen umso günstigere Bedingungen je größer bei normaler Diffusion die alveoläre Ventilation und je kleiner die Totraumventilation ist.

Für eine effektive Ventilation sollte die alveoläre Ventilation 70–75% und die Totraumventilation 25–30% des Atemzugvolumens betragen. Das Produkt aus Atemzugvolumen und Atemfrequenz (f) ist das Atemzeitvolumen, das – auf eine Minute berechnet – als *Atemminutenvolumen* (V'_E: E, weil expiratorisch gemessen) bezeichnet wird. Es kann mit unterschiedlichen Atemzugvolumina und Atemfrequenzen geleistet werden. *Dies ist für den Atembefund wichtig.*

In *Abb. 24* wird dargestellt, wie ein Atemminutenvolumen von 8400 ml mit verschiedenen Atemzugvolumina und Atemfrequenzen geleistet wird.

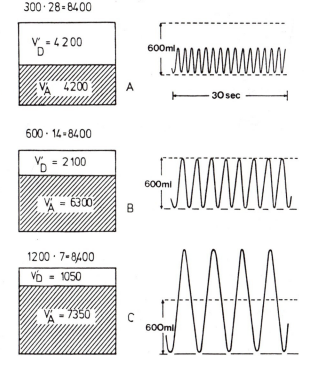

Abb. 24 *Atemzugvolumen (V_T), alveoläre Ventilation (V'_A) und Totraumventilation (V'_D) bei unterschiedlichen Atemzugvolumina und Atemfrequenzen (f). Die Werte in den Rechtecken sind die Volumina von V'_A und V'_D pro Minute. In allen Beispielen ist V_D mit 150 ml angenommen. – Rechts: Spirogramme. (mod. nach* Comroe *et al., 1968).*

In den drei Beispielen wird das Totraumvolumen (V_D) pro Atemzug bzw. pro Atemzugvolumen (V_T) vereinfachend jeweils mit 150 ml angenommen. Ausgehend von den oben genannten Gleichungen für das Atemminutenvolumen $V'_E = V_T \times f$ und für $V_T =$ Alveolarvolumen (V_A) + Totraumvolumen (V_D) bzw. $V_A = V_T - V_D$ ergibt sich im **Beispiel A** bei einer Atemfrequenz f = 28/min und einem V_T von 300 ml ein $V_A =$ 150 ml und damit eine alveoläre Ventilation pro Minute $V'_A = (V_T - V_D) \times f = 4200$ ml. Die Totraumventilation V'_D und die alveoläre Ventilation V'_A sind also gleich groß. Es besteht eine *beschleunigte Atmung = Tachypnoe mit 28 Atemzügen/min*. Am **Beispiel B** wird gezeigt, wie bei einer Atemfrequenz von 14/min die Totraumventilation ein Drittel der alveolären Ventilation beträgt. Es besteht eine *normale Atmung = Eupnoe mit 14 Atemzügen/min*. Am **Beispiel C** ist zu erkennen, wie bei einer Atemfrequenz von 7/min die Totraumventilation ein Achtel der alveolären Ventilation beträgt. Es besteht eine *verlangsamte Atmung = Bradypnoe mit 7 Atemzügen/min*.

Am Beispiel A wird außerdem deutlich, wie die alveoläre Ventilation bei einer Atemfrequenz von 28/min auf 50% des Atemzugvolumens absinkt und damit wenig effektiv ist. Es besteht eine *alveoläre Hypoventilation (Minderbelüftung)*. Das führt zur Erhöhung des arteriellen PCO_2 ($PaCO_2$): *Hyperkapnie* und im weiteren Verlauf der Minderbelüftung zur Erniedrigung des Sauerstoffpartialdruckes PO_2: *Hypoxie*. Wird allerdings die Ventilation ohne erhöhten Bedarf von seiten des Stoffwechsels stark gesteigert, entsteht eine *alveoläre Hyperventilation (Mehrbelüftung)*, die zum Abfall des arteriellen Kohlendioxidpartialdruckes unter denjenigen einer Normalperson führt: *Hypokapnie*.

Ob die Ventilation des Alveolarraumes einerseits ausreicht, das Blut in der Lunge mit Sauerstoff zu sättigen, und andererseits eine Mehrbelüftung besteht, läßt sich im klinischen Bereich mit Blutgasbestimmungen kontrollieren (s. Teil 3).

Ist die alveoläre Ventilation den Stoffwechselbedürfnissen angepaßt, spricht man von normaler Ventilation: *Normoventilation*. Ist die Ventilation beeinträchtigt, oder ist die ventilierte Luft ungleichmäßig verteilt, spricht man von *Ventilationsstörungen*.

Merke: Da die alveoläre Ventilation von der Atemzugstiefe abhängt und mit Zunahme der Atemfrequenz die Totraumventilation steigt, ist eine flache Atmung mit einer Atemfrequenz von mehr als 24 Atemzügen/min für die Ventilation der Lunge ungünstig.

Bei Minderbelüftung eines Lungenabschnittes können sich *Atelektasen* bilden, d. h. nicht entfaltete bzw. kollabierte Alveolarbezirke. Bei ungleichmäßiger alveolärer Ventilation treten *Verteilungsstörungen* dann auf:

- wenn die Luft durch obstruierte Atemwege nicht in die zugehörigen Alveolen strömen kann
- wenn bei verminderter Lungendehnbarkeit sich die eingeatmete Luft nicht auf alle Alveolarbezirke verteilen kann.

Die Ruheatmung ist bei einem Atemzugvolumen von ca. 600 ml mit einer Atemfrequenz von 15 ± 5/min einreguliert. Dabei beträgt das Verhältnis von Ein- zu Ausatemdauer – das *Atemzeitverhältnis* – etwa 1:1,4 – 1:1,9 einschließlich der endexspiratorischen Pause. Dieser Ruheatemvolumen-Bereich wird als *Atemmittellage* bezeichnet und entspricht der Füllung der Lunge, um die das Ruheatemzugvolumen sich bewegt. *zw. Insp. u. Exp:v Lumen*

Merke: Die Atemmittellage kann in Richtung Einatmung – z. B. in psychischer Erregung oder (und) bei obstruierten Atemwegen – und in Richtung Ausatmung – z. B. schmerzbedingt nach operativem Eingriff – verschoben werden.

Die Lunge verfügt über eine große ventilatorische Kapazität, bei der das Ruheatemvolumen relativ klein ist. Bei körperlicher Belastung werden größere Lungenvolumina beansprucht. Diese sind in mehrere Teilvolumina eingeteilt, die auch zur Beurteilung der Lungenfunktion bei der Untersuchung dienen. Diese Teilvolumina sind abhängig von Körpergröße, Alter und Geschlecht. Unterschieden werden statische (zeitunabhängige) und dynamische (zeitabhängige) Volumina (*Abb. 25*).

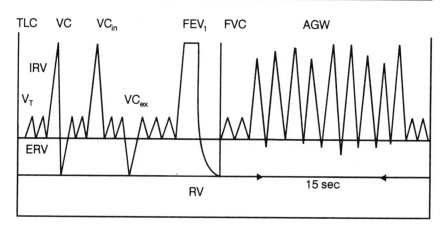

Abb. 25 *Statische und dynamische Lungenvolumina und Kapazitäten (mod. nach* ULMER *et al., 1991).*

2.3.1.1   Statische Lungenvolumina

- AZV oder V_T = *Atemzugvolumen* oder *Tidal Volume* (s. S. 114–115): das Luftvolumen, das pro Atemzug ein- und ausgeatmet wird. (Die Bezeichnung »Tidal« Volume ist auf Grund der Tide- bzw. Gezeitenähnlichen Bewegung gewählt worden)
- IRV = *Inspiratorisches Reservevolumen*: das Luftvolumen, das nach dem Einatemzugvolumen zusätzlich eingeatmet werden kann
- ERV = *Exspiratorisches Reservevolumen*: das Luftvolumen, das nach der Ausatmung zusätzlich ausgeatmet werden kann
- RV = *Residualvolumen*: das Luftvolumen, das sich nach maximaler Ausatmung in der Lunge noch befindet.

Kapazitäten = Zusammengesetzte statische Lungenvolumina:

- VC = *Vitalkapazität*: das Luftvolumen, das nach der Ausatmung maximal in die Lunge aufgenommen werden kann und aus dem V_T, dem IRV und dem ERV besteht. Dabei werden VC_{in} = *inspiratorische Vitalkapazität* und VC_{ex} = *exspiratorische Vitalkapazität* unterschieden. Die Vitalkapazität ist bei eingeschränkter Lungen- und Thoraxdehnbarkeit sowie bei Lungenparenchymverlust, d. h. restriktiven Ventilationseinschränkungen, verkleinert

- FVC = *forcierte Vitalkapazität*: das nach tiefer Inspiration schnell und vollständig exspirierte Luftvolumen
- TCL = *Totalkapazität*: das maximale Luftfassungsvermögen des Thorax, das aus dem RV und dem VC besteht
- FRC = *funktionelle Residualkapazität*: das Luftvolumen, das sich nach der Ausatmung in der Lunge befindet und aus dem ERV und dem RV besteht. Sie wird auch als ITGV = intrathorakales Gasvolumen bezeichnet. Die *FRC bzw. das ITGV ist bei obstruktiven Atemwegserkrankungen (obstruktiven Ventilationsstörungen) infolge ungenügender Lungenentblähung durch die obstruierten Atemwege vergrößert.*

2.3.1.2 Dynamische Lungenvolumina

Wird bei der Messung der Lungenvolumina die Zeit berücksichtigt, d. h. berechnet man, in welcher Zeit ein bestimmtes Luftvolumen geatmet wird, dann erhält man die dynamischen Lungenvolumina:

- V'_E bzw. AMV = *Atemminutenvolumen*: das auf 1 min berechnete V_T mal Atemfrequenz (f) (s. auch S. 114–115). Die Atemfrequenz beträgt beim gesunden Erwachsenen 15 ± 5/min
- FEV_1 = *forciertes Exspirationsvolumen in 1 Sekunde* (auch AST = *Atemstoßtest* bzw. *Tiffeneau-Wert* genannt): das Volumen, das nach maximaler Inspiration in 1 Sekunde forciert exspiriert werden kann. Es ist bei obstruktiven Atemwegserkrankungen (obstruktiven Ventilationsstörungen) verkleinert
- AGW = *Atemgrenzwert*: das auf 1 Minute berechnete *Lungenvolumen, das tief und rasch ein- und ausgeatmet wird.*

2.3.2 Perfusion

Die Aufgabe der *Lungendurchblutung = Perfusion* (Q) besteht in der Beförderung des vom rechten Herzen strömenden venösen Blutes zu den die Alveolen umgebenden Kapillaren. Dabei muß das Blut mit den Wänden der belüfteten Alveolen Kontakt haben (*Abb.* 26). So kann durch Diffusion die jeweils erforderliche Menge O_2 aufgenommen und das beim Stoffwechsel entstandene CO_2 abgegeben werden. – Außerdem besorgt der Lungenkreislauf über das *Lymphsystem* den Flüssigkeitsaustausch zwischen dem Interstitium und den Alveolen. So werden die Stoffwechselzwischen- und -endprodukte sowohl von Lymphbahnen als auch vom Lungenkapillarsystem in das arterielle Gefäßsystem reabsorbiert und dem linken Herzen zugeführt.

Funktionell gehört der Lungenkreislauf zum *Niederdrucksystem,* weil in ihm niedrigere Drücke als im Körperkreislauf herrschen. Die Gefäßwände des Lungenkreislaufes sind sehr dehnfähig, und die Gefäße speichern Blut. Daher dient der Lungenkreislauf als Blutreservoir und gilt als Kapazitätssystem.

Für das Strömen des Blutes muß der Druck in der Pulmonalarterie (am Beginn der Lungenstrombahn), d. h. im Ventrikel des rechten Herzens,

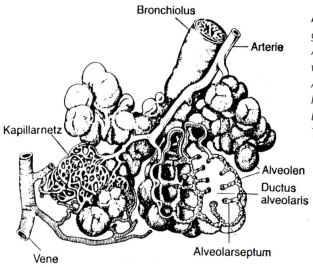

Bronchiolus

Arterie

Kapillarnetz

Alveolen

Ductus alveolaris

Vene

Alveolarseptum

Abb. 26 *Endverzweigungen der kleinen Atemwege mit teilweise eröffneten Alveolen und Kapillaren. (mod. nach* BENNINGHOFF *von* THEWS *et al, 1989).*

höher sein als der Druck in der Pulmonalvene (am Ende der Lungen-strombahn), d. h. im Vorhof des linken Herzens. Beim Gesunden be-trägt der Pulmonalarteriendruck systolisch 25 mm Hg (3,3 kPa), dia-stolisch 8 mm Hg (1,1 kPa), Mitteldruck 14 mm Hg (1,9 kPa). Der Pulmonalvenendruck vor dem linken Vorhof beträgt etwa 5 mm Hg (0,7 kPa). Der gesamte treibende Druck ist dann 14–5 = 9 mm Hg (1,2 kPa). Die Drücke im Lungenkreislauf werden mit flexiblen Kathetern gemessen. Die Drücke steigen beim Gesunden unter körperlicher Bela-stung nicht wesentlich an, denn das Lungenkapillarbett vergrößert sich durch Erweitern der Arteriolen und Eröffnen weiterer Kapillaren. Dadurch sinkt der pulmonal vaskuläre Widerstand.

Merke: Beim Kranken mit Verkleinerung des Lungenkapillarbettes z. B. infolge des Verlustes von Lungengewebe entsteht dagegen eine Widerstandserhöhung, die bei längerem Bestehen zur Rechts-herzinsuffizienz, dem Cor pulmonale, führt.

Der Lungenkreislauf unterliegt als Teil des Niederdrucksystems der Schwerkraft. In aufrechter Position befindet sich die Mehrheit des Lun-genblutes in den basalen Abschnitten (*Abb. 27*):

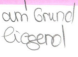

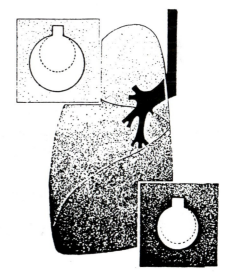

Abb. 27 *Verteilung des Lungenblutes in aufrechter Körperstellung. Die Mehrheit des Lungenblutes befin-det sich in den basalen Lungenab-schnitten. Das Volumen der Alveolen ist als Folge der basalen Blutfülle in den basalen Abschnitten kleiner als in den oberen Lungenabschnitten. Das Volumen der Alveolen kann sich in den oberen Lungenabschnitten beim tiefen Einatmen daher stärker vergrößern. (aus* Shapiro *et al., 1975).*

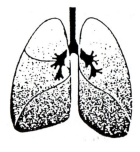

Sitz und Stand

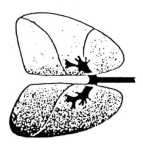

Seitlage

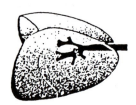

Rückenlage

Abb. 28 *Schwerkraft, Körperstellung und Lungendurchblutung. (nach* Shapiro *1973).*

Bei Änderung der Körperstellung erfolgt eine Blutumverteilung in die jeweils unteren Anteile der Lungenstrombahn. Dabei ist die Wirkung der Schwerkraft beim Patienten in Seitenlage geringer als im Stehen und Sitzen (s. *Abb. 28*). Jede Änderung der Körperstellung führt also zur Umverteilung des Blutes in die abhängigen Lungenanteile.

Merke: Zur Prophylaxe einer lageabhängigen Pneumonie beim bettlägerigen Patienten ist der Wechsel von Rückenlage, Seitlage und Sitz erforderlich, um einem Blutstillstand (Stase) vorzubeugen.

Ähnliches gilt für die Beeinflussung eines gestörten Belüftungs-Durchblutungsverhältnisses (Ventilations-Perfusionsverhältnis), da auch dieses der Schwerkraft unterliegt.

Neben dieser Blutumverteilung durch die Schwerkraft tritt bei hypoventilierten Alveolarbezirken mit daraus folgender Hypoxie, d. h. erniedrigtem Sauerstoffpartialdruck (PO_2), der EULER-LILJESTRAND-Reflex auf. Dieser besteht in einer Vasokonstriktion von Lungenarteriolen und bewirkt, daß hypoventilierte Alveolarbezirke auch minderdurchblutet werden. Er ist ein Schutzmechanismus der verhindert, daß nicht-oxygenisiertes Blut (Shuntblut) in den Körperkreislauf gelangt.

2.3.3 Diffusion

Die Wanderung der Gasmoleküle zwischen Alveolarluft und Lungenkapillarblut wird durch Partialdruckdifferenzen ermöglicht. Die Atmosphärenluft ist ein Gasgemisch, deren verschiedene Gasanteile – entsprechend ihrem prozentualen Anteil – zum Gesamtluftdruck beitragen. Nach dem DALTON'schen Gesetz ist der Gesamtdruck eines Gasgemisches gleich der Summe der Partialdrücke. Die Diffusion der Gase durch die alveolo-kapilläre Membran ist ein passiver Transportvorgang, der keine Energie benötigt. Dabei spielen die Partialdrücke die entscheidende Rolle, denn das Wandern der Sauerstoffmoleküle aus der Alveolarluft in das venöse Blut der Lungenkapillaren sowie der Kohlendioxidmoleküle aus dem Kapillarblut in die Alveolarluft geschieht nur so lange, wie Druckdifferenzen bestehen. Der Sauerstoffpartialdruck (PO_2) in der Alveolarluft reicht mit 90–100 mm Hg (12–13,3 kPa) aus, um das Lungenkapillarblut mit einem PO_2 von 40 mm Hg (5,3 kPa) auf 80–100 mm Hg (10,7–13,3 kPa) zu bringen. Also besteht eine alveolo-kapillare Druckdifferenz von ca. 60 mm Hg (8 kPa), um das Blut optimal mit O_2 zu beladen. Dagegen ist für die CO_2-Diffusion eine alveolo-kapillare Druckdifferenz von 6 mm Hg (0,8 kPa) ausreichend.

Merke: Außer von den Partialdruckdifferenzen ist die Diffusion der Atemgase abhängig von der Diffusionsstrecke, der Diffusionsfläche und der Diffusionszeit, d. h. von der Kontaktzeit zwischen Blut und Alveolarluft.

Die Normwerte der arteriellen Blutgase bzw. der Partialdrücke sind für O_2 70–100 mm Hg (10,7–13,3 kPa) und für CO_2 40 mm Hg (5,3 kPa). Eine Diffusionsstörung ist in der Blutgasanalyse durch eine Erniedrigung des PO_2 gekennzeichnet.

2.3.4 Ventilations-Perfusionsverhältnis

Das Lungenblut kann nur mit O_2 gesättigt und von CO_2 befreit werden, wenn bei intakter Diffusion die alveoläre Ventilation und die kapillare Perfusion in einem Verhältnis von 4:5 Litern erfolgt.

In *Körperruhe* besteht allerdings – in Abhängigkeit von der Körperstellung – eine ungleichmäßige Verteilung von Ventilation und Perfusion. Im Sitzen und Stehen sind die Lungenspitzen überbelüftet aber unterdurchblutet (*Abb. 28*). Für den Gasaustausch sind daher in aufrechter Körperposition die Unterlappen die wirkungsvolleren und die Oberlappen beinahe entbehrlich. Unter *Belastung* haben sie allerdings infolge Zunahme von Belüftung und Durchblutung wieder Bedeutung für den Gasaustausch.

Merke: Dyspnoische Patienten haben Atemerleichterung, wenn sie im Bett mit ca. 45° erhöhtem Kopfteil sitzen. Sie nutzen dann ventilatorische Reserven durch die Unterlappenbelüftung. Das Gleiche gilt auch für die von künstlicher Beatmung zu entwöhnenden Patienten.

Ähnlich wie in aufrechter Körperhaltung verhalten sich Ventilation und Perfusion in Rücken- und Seitlage. In diesen Lagen ist auch das

Ventilations-Perfusionsverhältnis in den unten liegenden Lungenabschnitten günstiger. Auch ist bei Patienten, die grenzwertige Blutgasbefunde haben, die Lage auf der gesunden Seite besser, weil diese die größere Durchblutung bekommt und damit ein gestörter Gasaustausch gebessert werden kann.

Merke: Die Erfahrung zeigt, daß die Patienten lieber auf der gesunden Seite liegen, denn die Funktion der Lunge ist schlecht, wenn die minderbelüfteten Alveolen stärker durchblutet sind.

Eine ungleichmäßige Verteilung (Distribution) von Ventilation und Perfusion in der Lunge ist eine der häufigsten Störungen des Gasaustausches. Wenn z. B. ein Alveolarbezirk unterbelüftet ist ohne gleichzeitige Minderung der Perfusion, bedeutet dies eine Beeinträchtigung des Ventilations-Perfusions-Verhältnisses. Umgekehrt kann bei normaler Ventilation aber gleichzeitiger Minderperfusion die gleiche Beeinträchtigung dieses Verhältnisses entstehen, z. B. bei einer Verstopfung der Lungenkapillaren durch einen Thrombus infolge einer Lungenembolie. Dann wird die alveoläre Ventilation nicht genutzt, und der funktionelle Totraum ist vergrößert. Die ventilatorische Verteilungsstörung ist die wesentlichere Ursache für ein gestörtes Ventilations-Perfusions-Verhältnis. Sie tritt bei restriktiven und obstruktiven Ventilationsstörungen auf (Ursachen s. Atemmechanik, S. 70).

Das Blut, das an minderbelüfteten oder verschlossenen Alveolarbezirken vorbeiströmt, hat nicht am Gasaustausch teilgenommen und enthält weniger O_2 und mehr CO_2 als normal. Dieses Blut wird als *Shuntblut* (s. auch S. 105) und der Vorgang als *Rechts-Linksshunt*, d. h. Kurzschluß zwischen rechtem und linkem Herzen, bezeichnet. Die Folge ist eine Verminderung des O_2-Partialdruckes im arteriellen Blut bei noch normaler CO_2-Spannung: *Hypoxämie*. Diese Störung wird als *respiratorische Partialinsuffizienz* bezeichnet. Bei schwerer ventilatorischer Verteilungsstörung ist kaum alveoläre Belüftung aber ein großes Shuntvolumen vorhanden. Dann sinkt nicht nur der arterielle PO_2 aus dem Normbereich ab, sondern der arterielle PCO_2 steigt über den Normbereich an: *Hyperkapnie* (s. auch S. 105). Diese Form der respiratorischen Insuffizienz wird *respiratorische Globalinsuffizienz* genannt. Als Folge der Hyperkapnie kann eine Engstellung der Gefäße im Lungenkreislauf resultieren (s. EULER-LILJESTRAND-Reflex, S. 103) mit pulmonalem Hochdruck und daraus folgender Mehrbelastung für die rechte Herzkammer (Cor pulmonale).

Merke: Eine Gasaustauschstörung läßt sich nur durch eine Blutgasanalyse (s. Untersuchungsmethoden, Teil 3) feststellen. – Bei schwerer Sauerstoffuntersättigung des arteriellen Blutes tritt eine klinisch sichtbare Zyanose (Blaufärbung von Haut, Schleimhäuten und Lippen) auf, deren Zu- und Abnahme in der Atemtherapie zu beachten ist.

Wichtig für das Verständnis des Gesamteffektes der Atmung ist, daß dieser in der jeweiligen Höhe der arteriellen O_2- und CO_2-Partialdrücke zum Ausdruck kommt. Sie geben Auskunft

- über die dem jeweiligen Stoffwechselbedarf angepaßte O_2-Aufnahme und den O_2-Verbrauch sowie die CO_2-Bildung und -abgabe
- über den pH-Wert des Blutes, der die Säure-Basen-Gleichgewichtslage erkennen läßt (normale Schwankungsbreite pH 7,37–7,43).

2.4   ATEMMECHANIK

Die Atemmechanik beschreibt die Druck-Volumen-Beziehungen, die für das Strömen eines Luftvolumens in die Lunge und aus der Lunge erforderlich sind. Durch Erweiterung und Verengung des Brustraumes werden nämlich Druckdifferenzen zwischen dem Luftdruck außerhalb und innerhalb des Brustraumes hergestellt.
Um die Bedeutung der Druckgefälle für das Strömen des Gasgemisches Luft zu verstehen, sind einige Erläuterungen zum Entstehen des Atmosphären- und des Gasdruckes nützlich. Für die Luft gilt als Maß der Atmosphärendruck, also der Druck, den die Atmosphäre auf Grund der

Erdanziehung auf die Erdoberfläche ausübt. (Diesen Druck spüren wir nicht, da er innerhalb und außerhalb unseres Körpers gleich groß ist). Als Vergleichsmaß für den Atmosphärendruck gilt die physikalische Atmosphäre atm (keine gesetzliche Einheit): 1 atm ist gleich dem Druck, den eine Quecksilbersäule von 760 mm Höhe (oder eine Luftsäule von 1 kg) auf 1 cm² ausübt und zwar in Meereshöhe bei 0 °C. 760 mm Hg entspricht ca. 101 kPa. Der Atmosphärendruck wird in der Physiologie zur Vereinfachung des Rechenvorganges gleich null gesetzt. Ein darüberliegender Druck wird dann überatmosphärisch und positiv, ein darunterliegender Druck unteratmosphärisch und negativ genannt.

Gase haben wie Flüssigkeiten keine feste Gestalt und können jeden dargebotenen Raum ausfüllen. Die Gasmoleküle bewegen sich frei auf gradlinigen Bahnen. Sind sie in einem Raum eingeschlossen, so stoßen sie gegeneinander und gegen die Wand des Raumes und erzeugen durch letzteres den Gasdruck. Die Höhe dieses Gasdruckes hängt von der Anzahl und der Heftigkeit der Stöße ab. – Mit zunehmender Temperatur nimmt auch die Geschwindigkeit der Molekularbewegung zu. Nach dem Gesetz von BOYLE u. MARIOTTE ist der Gasdruck umgekehrt proportional zum Volumen des Raumes. Wird ein Raum auf das Doppelte vergrößert, dehnt sich das Gasvolumen also auf das Doppelte aus, dann ist die Anzahl der Stöße der Gasmoleküle gegen die Wand um die Hälfte geringer und damit ebenso der Gasdruck. Wird dagegen der Raum auf die Hälfte verkleinert und das Gasvolumen damit auf die Hälfte komprimiert, verdoppeln sich die Stöße der Gasmoleküle gegen die Wand, und der Gasdruck steigt auf das Doppelte an.

Beim Erweitern des Brustraumes durch die Kontraktion der Einatemmuskeln wird ein subatmosphärischer Druck auf der Lungenoberfläche entwickelt. Dieser wird auf das Atemwegs- und das Alveolarsystem übertragen (KARG u. BULLEMER, 1994). Gemäß dem BOYLE-MARIOTTE'schen Gesetz sinkt der *intrapulmonale Druck* (P_{pulm}) in den subatmosphärischen = negativen Bereich: → die Luft strömt ein. Zur Aufnahme eines Ruheatemzugvolumens wird P_{pulm} bis zur Hälfte der Einatmung subatmosphärisch zunehmend und danach abnehmend bis zum Ende der Einatmung (Druckverläufe s. *Abb. 29*).

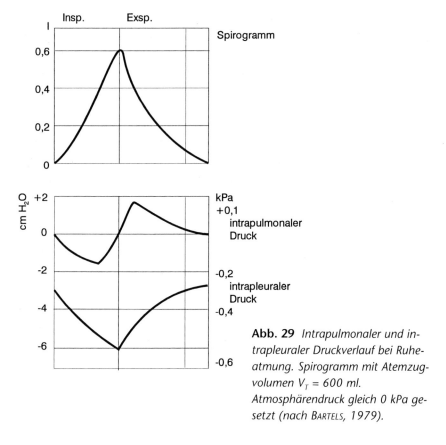

Abb. 29 *Intrapulmonaler und intrapleuraler Druckverlauf bei Ruheatmung. Spirogramm mit Atemzugvolumen V_T = 600 ml. Atmosphärendruck gleich 0 kPa gesetzt (nach Bartels, 1979).*

Beim Verengen des Brustraumes steigt P_{pulm} in den superatmosphärischen = positiven Bereich: → die Luft strömt aus. Zur Abgabe des eingeatmeten Atemzugvolumens wird P_{pulm} bis zur Hälfte der Ausatmung superatmosphärisch zunehmend und danach abnehmend bis zum Ende der Ausatmung, die länger dauert als die Einatmung. Am Ende der Einatmung wie auch am Ende der Ausatmung herrscht Gleichgewicht zwischen P_{pulm} und dem Atmosphärendruck (P_{atm}) → es strömt keine Luft mehr. Die Lunge folgt dem Erweitern und Verengen des Brustraumes, weil Pleura visceralis und parietalis im Pleuraspalt gleitend aneinander haften (s. Teil 1). Im Pleuraspalt herrscht ein subatmosphärischer = negativer Druck, der *intrapleurale Druck* (P_{pl}), weil die elastische Lunge von innen und der elastische Thorax von außen ziehen. Ppl senkt sich bei der Einatmung und steigt wieder bei der Ausatmung Am Ende der Ausatmung befinden sich die elastischen Gewebe von Lunge und Thorax im Gleichgewicht: sog. *Atemruhelage.* Das bedeutet immer das Ende der Ausatmung in Körperruhe.

> **Merke:** Je stärker Lunge und Thorax durch ein großes Einatemzugvolumen gedehnt werden, um so mehr elastischer Zug kann für die Ausatmung dazugewonnen werden. Das wird in der Atemtherapie bei geschwächter Einatemmuskulatur, verengten Atemwegen und erschlafftem Lungengewebe genutzt.

Sind Pleura parietalis und Pleura visceralis durch Luft getrennt, wie z. B. beim Pneumothorax, zieht sich die elastische Lunge hiluswärts, d. h. sie kollabiert. Dann ist in dem von den Pleurablättern umgebenen Lungenabschnitt kein Gasaustausch möglich.

Bei *forcierter Ausatmung,* d. h. beim Husten, bei starker körperlicher Anstrengung, langen Sprechphasen, steigt infolge Anspannung der Ausatemmuskeln von Thoraxwand-, Bauch- und Rückenmuskeln der intrapleurale und der intrathorakale Druck in den überatmosphärischen Bereich *(Abb. 30).* Dieser Druckanstieg entsteht bei Patienten mit er-

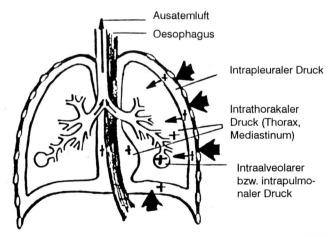

Ausatemluft

Oesophagus

Intrapleuraler Druck

Intrathorakaler Druck (Thorax, Mediastinum)

Intraalveolarer bzw. intrapulmonaler Druck

Abb. 30 *Kräfte und Drücke bei forcierter Ausatmung (nach* NETTER, *1982).*

schwerter Ausatmung infolge eingeengter (obstruierter) Atemwege schon in Körperruhe.

Beim Vergrößern und Verkleinern des Brustraumes sind entgegengesetzte Kräfte – *Widerstände* – zu überwinden. Diese entstehen – nach den Gesetzen der Mechanik – durch Elastizität, Trägheit und Reibung (Viskosität) der Materie:

- *Elastische Widerstände* – infolge der Elastizität von Lunge, Thoraxwänden, Bauchdecken und Baucheingeweiden sowie Haut und Rückenmuskeln. Die letzteren werden *in der Atemtherapie als Gewebswiderstände von Haut und Muskeln des Oberkörpers bezeichnet.* Zu den elastischen Widerständen muß auch das Fehlen bzw. die Schädigung des die Oberflächenspannung der Lunge herabsetzenden Lipoproteinfilmes («Surfactant«) gerechnet werden. Die elastischen Widerstände müssen nur bei der Einatmung überwunden werden und sind immer vorhanden, d. h. auch wenn keine Luft strömt.

- *Reibungswiderstände* (visköse Widerstände) – einerseits in den Atemwegen durch Reibung der Luftmoleküle beim Strömen der Luft und andererseits durch Reibung der Gewebe von Lunge und Thorax aneinander bei den Atembewegungen. Sie sind nur bei Bewegung des Atemapparates vorhanden.

Bei der Atmung von Gesunden machen die elastischen Widerstände ca. zwei Drittel und die Reibungswiderstände ca. ein Drittel der Gesamtwiderstände aus.

Merke: Die zur Überwindung der elastischen und der Reibungswiderstände benötigte Arbeit wird – gemäß dem physikalischen Begriff von Arbeit als Produkt aus Kraft mal Weg – als Atemarbeit bezeichnet, wobei Kraft mit Druck und Weg mit Volumen gleichgesetzt wird.

In Ruhe ist die Atemarbeit beim Gesunden gering. Sie ist erhöht bei Fieber, körperlicher Belastung, Erkrankungen der Atemmechanik und nach operativen Eingriffen im thorakalen Bereich.

Erkrankungen der Atemmechanik sind restriktive und obstruktive Ventilationsstörungen.

2.4.1 Restriktive Ventilationsstörungen

Die Restriktion ist gekennzeichnet durch eine Einschränkung der Lungen- und Thoraxdehnbarkeit, so daß der Gasaustausch gefährdet ist. Die Ursachen sind:

- die Verminderung der Lungendehnbarkeit bei Lungenstauung, Lungenödem, Lungenentzündung, Lungenfibrose, Pleuraerguß und -schwarte
- die Verminderung der Thoraxdehnbarkeit bei thorakaler Skoliose
- der Verlust von Lungengewebe nach operativen thorakalen Eingriffen
- die Störung der Atemmuskelfunktion bei neuromuskulären Erkrankungen (Myopathien, Poliomyelitis, spinale Muskeldystrophie, amyotrophe Lateralsklerose)
- die Hemmung der Zwerchfelltätigkeit nach zwerchfellnahen abdominalen und thorakalen operativen Eingriffen
- die Einschränkung des Lungenvolumens infolge Zunahme des intraabdominalen und thorakalen Volumens bei Fettsucht (Adipositas) und Wassersucht (Aszites).

Die Atemarbeit ist bei mittelschweren und schweren restriktiven Ventilationsstörungen erhöht, weil die Patienten mit kleinen Atemzugvolumina und erhöhten Atemfrequenzen atmen. Sie müssen wegen der erhöhten Totraumventilation die kleinen Atemzugvolumina öfter atmen und können über die Steigerung der Atemfrequenzen dann die erforderlichen Atemminutenvolumina leisten. Die Patienten atmen also in Ruhe und bei Belastung größere Atemminutenvolumina als die Gesunden.

Merke: Patienten mit restriktiven Ventilationsstörungen mindern ihre erhöhten Atemfrequenzen bei Entspannungsübungen nicht, weil sie diese für die erforderliche Sauerstoffaufnahme brauchen. Wir nennen diese Atmung das Erfordernisatemmuster bei restriktiven Ventilationsstörungen.

2.4.2   Obstruktive Ventilationsstörungen

Die Obstruktion (Einengung) der Atemwege ist gekennzeichnet durch Erhöhung des Strömungswiderstandes im Tracheobronchialsystem, dem *Atemwegswiderstand* (R_{aw}), so daß eine Behinderung der Luftströmung in den Atemwegen erfolgt. Die Obstruktion der Atemwege kann endobronchial (innerhalb der Bronchien) und exobronchial (außerhalb der Bronchien) entstehen. *Die endobronchiale – sog. volumenabhängige – Atemwegsobstruktion* wird verursacht durch den Spasmus der Bronchialmuskulatur, ein entzündliches Schleimhautödem oder eine Hypersekretion eines z. T. zähen Bronchialsekretes (*Dyskrinie*) wie beim Asthma bronchiale. Auch die Atemwegsobstruktion bei chronischer Bronchitis und Mukoviszidose entsteht durch vermehrte Sekretbildung (*Hyperkrinie*) *(Abb. 31)*.

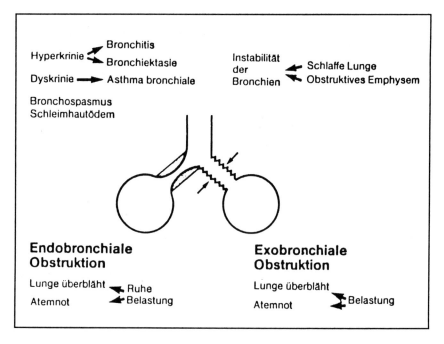

Abb. 31 *Ursachen und Folgen endo- und   exobronchialer Atemwegsobstruktion. (Siemon u. Ehrenberg, 1996).*

Die exobronchiale – sog. druckabhängige – Atemwegsobstruktion wird verursacht durch die intrathorakale Druckerhöhung mit Kompression instabiler Atemwege, die beim sogenannten »obstruktiven Emphysem« als Folge einer Erschlaffung des Lungengerüstes entstanden sind.

Häufig sind die *endo- und die exobronchialen Atemwegsobstruktionen kombiniert*, z. B. wenn Asthmatiker oder obstruktive Bronchitiker forciert lange ausatmen, d. h. bei langen Lach- oder Sprechphasen oder bei längeren Hustenattacken. Bei diesen langen Ausatemphasen bauen sie einen hohen intrathorakalen Druck auf, der ihre bereits endobronchial obstruierten Bronchien zusätzlich von außen komprimiert. Umgekehrt kann beim obstruktiven Emphysematiker durch Auftreten eines Bronchospasmus die Atemnot auch in Ruhe auftreten, denn an sich hat der Emphysematiker nur unter körperlicher Belastung Atemnot.

Der Atemwegswiderstand wird beeinflußt von den Bronchiallumina, den Strömungsformen und den intrathorakalen Drucken. Das hat für die Atemtherapie Bedeutung und wird in den folgenden Kapiteln: Lumenabhängigkeit, Strömungsabhängigkeit und Druckabhängigkeit des Atemwegswiderstandes beschrieben.

2.4.2.1 Lumenabhängigkeit des Atemwegswiderstandes

Die Atemwege sind im Lungengewebe verankert. Bei der Ruheatmung des Gesunden ändert sich das Lumen der Atemwege kaum. Bei tiefer Inspiration, d. h. bei gedehnter Lunge, sind die Bronchiallumina groß und bei der Exspiration, d. h. bei entdehnter Lunge, klein *(Abb. 32)*. Das gilt besonders für die kleinen und mittelgroßen Bronchien, die wenig oder gar nicht mit Knorpel bestückt sind. Sie werden von den intrathorakalen Volumenänderungen bei der Atmung mehr als die großen, mit Knorpel ausgerüsteten Bronchien beeinflußt = *»atemsynchrone Bronchialkaliberschwankungen«*. Wir nutzen diesen Vorgang zur Sekretmobilisation durch tiefe Atemzüge (s. Teil 6). Es besteht also eine enge Beziehung zwischen den Bronchiallumina und dem Atemwegswiderstand. *Bei obstruierten Bronchien macht sich das besonders*

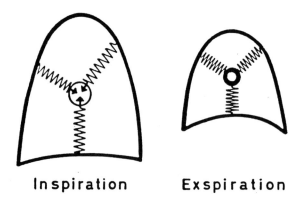

Inspiration   Exspiration

Abb. 32 *Bronchiallumina in Abhängigkeit vom Dehnzustand der Lunge bei tiefer In-und Exspiration. (nach* ULMER *et al., 1991).*

ungünstig bemerkbar, weil der Widerstand in den Bronchien – also in einem Röhrensystem – umgekehrt proportional zur 4. Potenz des Radius ist. Wird bei laminarer Strömung der Radius halbiert, erhöht sich der Widerstand in einer Röhre auf das 16-fache (HAGEN-POISSEULE'sches Gesetz). Die Beziehung zwischen Bronchiallumina und Atemwegswiderstand wird in einer Kurve dargestellt *(Abb. 33).* Die Form der Kurve zeigt, wie beim Ausatmen das Bronchiallumen im Bereich der FRC kleiner wird und der Atemwegswiderstand zunimmt. *Die Patienten haben eine erschwerte Ausatmung.* Sie atmen das eingeatmete Luftvolumen nicht vollständig aus und zwar besonders dann nicht, wenn schnell – wie bei körperlicher Belastung oder psychischer Erregung – ausgeatmet wird.

Merke: Die Lunge wird infolge der erschwerten, z. T. unvollständigen Ausatmung überbläht. Auch setzen die Patienten mehr Atem- und Oberkörpermuskeln ein als Gesunde. Wir nennen diese typische Atmung das Erfordernisatemmuster bei Atemwegsobstruktion.

Asthmatiker haben wegen ihrer endobronchialen Atemwegsobstruktion *in akuter Atemnot auch eine erschwerte Einatmung.*

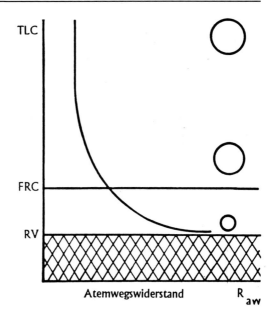

Abb. 33 *Beziehungen zwischen Bronchiallumina und Atemwegswiderstand.*
TLC = Totalkapazität der Lunge,
FRC = Funktionelle Residualkapazität,
RV = Residualvolumen,
R_{aw} = Atemwegswiderstand.
(nach KELLER, 1979).

Die Überblähung der Lunge ist aber nicht nur Folge der Atemwegsobstruktion sondern auch ihre Kompensation, da die obstruierten Bronchien und Bronchiolen in der überdehnten Lunge etwas erweitert werden, so daß der erhöhte Atemwegswiderstand (R_{aw}) absinkt.

Merke: Patienten mit endobronchial obstruierten Bronchien und Bronchiolen atmen in Körperstellungen mit zum Inspirium angehobener Atemmittellage, d. h. in Einatemstellung der Lunge, leichter, weil der erhöhte R_{aw} abgesunken `ist (s. »Atemerleichternde Körperstellungen«, Teil 6).

2.4.2.2　Strömungsabhängigkeit des Atemwegswiderstandes

Bei Ruheatmung besteht in den Bronchioli laminare Luftströmung. In der Trachea, in Bronchialaufzweigungen und in durch Sekret verengten Bronchien entstehen Turbulenzen, d. h. Strömung mit Wirbelbildung *(Abb. 34)*. Bei rascher Luftströmung in verengten Atemwegen, z. B. bei psychischer Erregung oder körperlicher Anstrengung wird die Strömung turbulent. Dann steigt der R_{aw} an, und damit erhöht sich die Atemarbeit. Die Patienten empfinden erschwertes Atmen. Dagegen atmen diese Patienten in psychisch gelassenem Zustand mit langsamer Luftströmung.

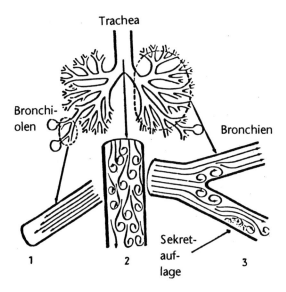

Abb. 34 *Luftströmung in den Atemwegen.*
1 laminare Strömung in den Bronchiolen,
2 turbulente Strömung in der Trachea,
3 turbulente Strömung an den Bronchialaufzweigungen.
mod. nach NETTER, 1982).

Merke: In der Atemtherapie von Patienten mit Atemwegsobstruktion sind daher Techniken mit langsamer Luftströmung wichtig. Das sind Entspannungsübungen und das gähnende Einatmen mit geschlossenen Lippen.

Von Bedeutung ist in der Atemtherapie auch die Kenntnis über die Verteilung der Strömungswiderstände in den Atemwegen, d. h. vom Eintritt der Luft in Nase und Mund bis zu den Alveolen. Während der Ruheatmung macht beim Gesunden der Widerstand in der Nase die Hälfte bis ein Drittel des gesamten Atemwegswiderstandes aus. Bei starker körperlicher Arbeit mit schneller Luftströmung ist die Nasenatmung nicht möglich und wird zugunsten der Mundatmung aufgegeben.

Merke: Die Nasenatmung ist für Patienten mit Atemwegsobstruktion in Atemnotsituationen oft unerträglich. Dann sollten sie kurze Phasen mit Mundatmung einschalten.

Eine wichtige Information über die Höhe des Strömungswiderstandes in obstruierten Atemwegen, und damit über die aktuelle Bronchialweite, ist die maximale Strömungsgeschwindigkeit, die während einer forcierten Exspiration erreicht und als *Peak-flow = Spitzenfluß* bezeichnet wird. Die Patienten werden vom Arzt angehalten, ihre Peak-flow-Werte mit einem Peak-flow-Meter zu messen und darüber Protokoll zu führen (s. Teil 3). Der Arzt ersieht daraus den Schweregrad der Atemwegsobstruktion und die Medikamentenwirkung. Die Patienten lernen, bei guter Meßtechnik und Mitarbeit ihre Peak-flow-Werte in ihren Tagesschwankungen kennen.

Merke: In der Atemtherapie ist die Berücksichtigung des Peak-flow-Wertes nützlich, weil die Therapie entsprechend der aktuellen Höhe des Strömungswiderstandes eingestellt und die Patienten zum »antiobstruktiven Verhalten« entsprechend ihres Peak-flow-Wertes angeleitet werden können. Dabei handelt es sich meist um Asthmatiker.

2.4.2.3 Druckabhängigkeit des Atemwegswiderstandes

Bei der forcierten Ausatmung, wie beim Blasen, bei langen Sprechphasen, Lachen und Hustenattacken, entsteht durch Anspannen der Ausatemmuskeln von Thorax, Bauch und Rücken ein positiver Druck im Thoraxraum. Dieser setzt sich durch das Lungengewebe auf die intrathorakalen Atemwege fort und bewirkt deren Kompression mit Ansteigen des Atemwegswiderstandes. Bei Gesunden spielt dieser positive Druck keine große Rolle. Sie haben stabile Bronchien, die durch ein Knorpelgerüst geschützt sind, so daß sich der hohe Druck nicht als Strömungshindernis auswirkt.

Bei Patienten mit chronisch obstruktiver Bronchitis sind nach längerem Bestehen sowie bei obstruktivem Emphysem die Bronchialwände instabil. Wenn diese Patienten ausatmen, halten die Wände dem Ausatemdruck nicht stand und kollabieren. So entsteht eine zusätzliche Strömungsbehinderung, und der Atemwegswiderstand steigt an. Die eingeatmete Luft wird nicht voll ausgeatmet und die Lunge überbläht. Um die Druckabhängigkeit des Atemwegswiderstandes bei Patienten mit instabilen Atemwegen zu mindern, wird eine Ausatemtechnik angewandt, die eine Stenose an den Lippen setzt, die *dosierte Lippenbremse* (s. Teil 6). Dann entsteht ein Rückstau der Luft in den Atemwegen, der Innendruck wird erhöht, der Kollaps der Atemwege vermieden und die Lunge entbläht.

Die forcierte Ausatmung hat bei *chronischen Hustern* unangenehme Folgen, besonders wenn mit mehreren Stößen hintereinander gehustet wird. Der dabei aufgebaute hohe intrathorakale Druck engt die Atemwege so stark ein, daß das Bronchialsekret zurückgehalten (retiniert) wird. Der Sekrettransport wird behindert.

Merke: Patienten mit instabilen Atemwegen sollen beim schnellen Gehen und beim Steigen mit der dosierten Lippenbremse ausatmen. Patienten mit vielen Hustenstößen sollen lernen, nur mit einem, höchstens zwei Stößen das Sekret zu eliminieren und gegen die locker geschlossenen Lippen zu husten (sog. Hustendisziplin).

2.5 ATEMPUMPE

Zur Atempumpe gehören das Atemzentrum im Gehirn, der Thorax und das Abdomen, die den Brust- und Bauchraum bewegenden Oberkörper- und Atemmuskeln und die zwischen Atemzentrum und Rückenmarck liegenden nervalen Verbindungen.

Die Atempumpe hat eine erhebliche Arbeit zu leisten. Sie transportiert die Luft in die Lunge und aus ihr heraus. Störungen können in jeweils einem Teil der Atempumpe entstehen. So kann bei Rippenserienfrakturen der Thorax instabil werden, so daß die Muskeln ihn nicht mehr bewegen können. Das Atemzentrum kann durch Narkose gedämpft sein und dann die Atemmuskeln nicht genügend antreiben. Die Einatemmuskeln können infolge zu starker Beanspruchung ermüden und sind dann nicht mehr in der Lage, die Ventilation zu leisten. Neurologische Erkrankungen können die Verbindung zwischen Atemzentrum/Rückenmarck und Muskeln unterbrechen.

Die gestörte Funktion der Atempumpe wird *ventilatorische Insuffizienz genannt*. In der Atemtherapie muß vornehmlich die Ermüdung der Einatemmuskeln, d. h. das Atempumpversagen, erkannt werden, um die Patienten nicht zu überfordern.

Merke: Klinische Zeichen der Einatemmuskelermüdung sind die inspiratorische Einziehung des Abdomens und der respiratorische Alternans.

Bei der *inspiratorischen Einziehung des Abdomens* verhält sich das Diaphragma nahezu passiv und wird in den Thorax hineingezogen. Bei dem *respiratorischen Alternans* wechseln diaphragmale und thorakale Atmung phasenweise ab. Durch diesen Wechsel können sich das Diaphragma einerseits und die thorakalen Einatemmuskeln andererseits erholen.

2.6 ATEMREGULATION

Die Atemregulation wird so geschildert, wie sie für die Durchführung der Atemtherapie erforderlich ist.

2.6.1 Zentrale Atmungssteuerung
(Zentrale Rhythmogenese)

Respiratorische Neurone steuern über die Innervation der Muskeln die Ein- und Ausatembewegungen. Sie befinden sich im *Atemzentrum* im unteren Hirnstamm (Pons und Medulla oblongata). Der Atemrhythmus, Einatmung/Ausatmung/Pause, ist im Atemzentrum vorgeprägt.

- In Körperruhe innervieren die inspiratorischen Neurone die Einatemmuskeln, während die exspiratorischen Neurone gehemmt sind. So ist die in Körperruhe erfolgende *»passive Ausatmung«* des Gesunden, d. h. ohne Einsatz der Ausatemmuskeln, wohl zu verstehen.

- Bei körperlicher Belastung, sowie bei langen Sprechphasen wird die Hemmung der exspiratorischen Neurone aufgehoben, und diese innervieren die Ausatemmuskeln, sowie weitere Oberkörpermuskeln für die *»aktive Ausatmung«* des Gesunden.

Merke: Bei Patienten mit Erkrankungen der Atemmechanik werden die Einatemmuskeln, Atemhilfsmuskeln und die Ausatemmuskeln sowie weitere Oberkörpermuskeln schon in Körperruhe und stark bei körperlicher Belastung von den in- und exspiratorischen Neuronen innerviert.

Das erklärt auch die *erhöhte Atemarbeit dieser Patienten.*

2.6.2 Mechanisch-reflektorische Kontrolle der Atmung

Während der Einatmung, d. h. bei geblähter Lunge, wird über den Nervus vagus ein Reiz auf das Atemzentrum ausgeübt, der nach ihren Entdeckern HERING und BREUER (1868) HERING-BREUER-Reflex genannt wird und eine Hemmung der Einatmung durch »Dehnungsrezeptoren« in den Alveolen bewirkt. Er paßt die Atemzugstiefe dem Dehnzustand der Lunge an. Das läßt sich am Beispiel der Lungenfibrose erläutern, bei der die Dehnbarkeit der Lunge gemindert ist.

Merke: Patienten mit Lungenfibrose atmen mit kleinen Atemzugvolumina und hoher Atemfrequenz. Sie nehmen eine erhöhte Totraumventilation in Kauf, um so die vermehrte Atemarbeit gegen die erhöhten elastischen Widerstände des steifen Lungengewebes zu mindern.

2.6.3 Chemische Kontrolle der Atmung

Die chemische Atemregulation sichert die Anpassung der Atmung an den Stoffwechselbedarf. Das geschieht mit Hilfe eines Regelkreises, d. h. eines aus der Technik entlehnten Denkmodelles, das Regelgrößen gegen Störungen konstant hält. Der Regelkreis besteht aus dem regulierenden Zentrum mit dem Sollwert, der Regelstrecke mit den Meßfühlern und dem Stellglied. Die Meßfühler registrieren den Istwert und melden ihn dem Zentrum, in dem der Istwert mit dem Sollwert verglichen wird. Bei Abweichung des Istwertes vom Sollwert werden Informationen an das Stellglied gegeben, um durch Korrektur den abgewichenen Istwert auf den Sollwert einzuregulieren (*Abb. 35*).

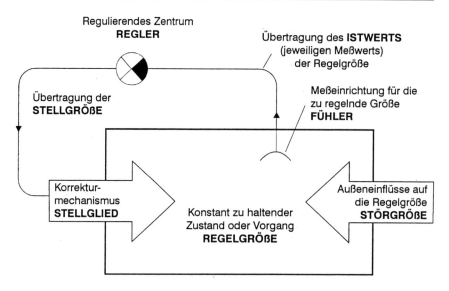

Abb. 35 *Wirkungsgefüge eines Regelkreises.* (HASSENSTEIN *1967*).

Merke: Im Regelkreis der Atmung ist das regulierende Zentrum das Atemzentrum. Die Regelgrößen sind, der Kohlendioxidpartialdruck (PCO_2), der pH-Wert und der Sauerstoffpartialdruck (PO_2) im arteriellen Blut, sowie in den Körperflüssigkeiten, die als Regelstrecke dienen. Stellglieder sind Atem- und Oberkörpermuskeln, die Atemwege und die Lunge.

Die Regelgrößen müssen konstant gehalten werden. Der PO_2 wird im Aortenbogen und im Glomus caroticum gemessen, der pH-Wert und der PCO_2 im Atemzentrum. *Die Regelgrößen werden durch den Stoffwechsel, besonders bei körperlicher Arbeit, gestört.* Fällt im Stoffwechsel viel CO_2 an, wie z. B. bei körperlicher Arbeit, informieren schon *Rezeptoren in der Skelettmuskulatur* das Atemzentrum und veranlassen eine Steigerung der Atemtätigkeit. Der CO_2-Partialdruck ist der stärkste chemische Antrieb bei der Atmung.

Merke: Der CO_2-Druck in den Alveolen kann auch erhöht werden, wenn der Atemluft vermehrt CO_2 zugemischt wird. Das gelingt in der Atemtherapie vorübergehend mittels der »künstlichen Totraumvergrößerung«, d. h. das Atmen mit dem variablen künstlichen Totraumvergrößerer nach GIEBEL, was z. B. in der postoperativen Phase zur »Pneumonieprophylaxe« angewandt wird (s. Apparative Atemhilfen, Teil 6).

Außer der nervösen und chemischen Atemregulation wird die Atmung vom Gehirn beeinflußt, besonders von der Hirnrinde. *So sind wir in der Lage, das Atemmuster bewußt zu machen und willkürlich zu verändern.* Wichtig sind außerdem die Einflüsse vom Limbischen System, so daß *auch die Psyche das Atemzentrum informiert.* Vom Kreislaufzentrum und von Zentren des motorischen Systems bestehen Verbindungen zum Atemzentrum. – Impulse von Temperatur- und von Schmerzrezeptoren der Haut wirken auf das Atemzentrum, z. B. führen starke Kälte- und Schmerzreize zu vorübergehendem Atemstillstand.
Neben der aktiven Muskelarbeit beeinflussen, wie die Erfahrung der Therapeuten zeigt, auch *passive Bewegungen* das Atemzentrum und modifizieren den Atemrhythmus.

Merke: Schaltet man sich mit dem Heben eines Beines oder Armes des Patienten in die Einatmung ein, so gelingt es, die Dauer des Hebens auf die Dauer der Einatmung abzustimmen und sogar durch Verlangsamung des Hebens die Einatmung zu verlängern. Die Ausatmung beginnt dann erst mit der Senkung des Beines oder Armes.

Dieses passive Bewegen hat einen sehr beruhigenden Einfluß auf erregte Patienten und wird in der Atemtherapie als Entspannungstechnik beim bettlägerigen Patienten angewandt.

2.6.4   Einstellen der Ventilation

Das Atemzentrum errechnet aus den einströmenden Impulsen die erforderliche Ventilation, die in den Ventilationsgrößen Atemfrequenz und Atemzugvolumen besteht. Beim Gesunden wird allgemein angenommen, daß Atemfrequenz und Atemzugvolumen so gewählt sind, daß die *Atemarbeit minimal* ist, d. h. die Atemfrequenz ca. 15/min beträgt. Allerdings ist auch dafür der Trainingszustand verantwortlich, da der Trainierte mit niedrigerer Frequenz atmet.

Merke: Bei Patienten mit obstruktiver oder restriktiver Ventilationsstörung richten sich Atemfrequenz und Atemzugsgrößen nach der Höhe der Strömungswiderstände in den Atemwegen, der Elastizität von Lunge und Thorax und der Stärke der Atemmuskelkraft.

Diese Patienten haben, wie eingangs erwähnt, eine höhere Atemarbeit zu leisten als Gesunde.

2.6.5   Willkürliche Beeinflussung
der Atmung

Da das Atemzentrum vom Gehirn beeinflußt wird, kann die Atmung bewußt gemacht und das Atemmuster willkürlich verändert werden. Normalerweise ist die Atmung unbewußt. In der Atemtherapie wird das Atemmuster bewußt gemacht und bei den verschiedenen Atemtechniken Änderungen von Atemzugstiefe und Atemfrequenz variiert sowie der Einsatz verschiedener Atem- und Oberkörpermuskeln ermöglicht.

Merke: Der Wille kann das Atemmuster mit den Verfahren der Atemtherapie nur vorübergehend ändern. Entspricht das willkürlich veränderte Atemmuster nicht den Erfordernissen des Stoffwechsels, wird die chemische Atemregulation eine Korrektur erzwingen (RUMBERGER, mündliche Mitteilung).

Beim Üben von Atemtechniken stellen also die chemischen Atemantriebe den limitierenden Faktor dar.

Das Atemzentrum informiert die quergestreifte Atemmuskulatur, die glatte Muskulatur der Atemwege und die Lunge. *So wird die Atmung den Stoffwechselbedürfnissen des Organismus* in Ruhe, beim Sprechen und bei körperlicher Belastung, sowie bei Erkrankungen *angepaßt.* Es gibt nach unserer Meinung *kein falsches Atmen,* sondern das Atemmuster, d. h. wie jeder atmet, wird von der Befindlichkeit und der Leistung des Respirationstraktes geprägt.

Abschließend sei kurz auf krankhafte Atemtypen, die eine maschinelle Beatmung erfordern, verwiesen. Es sind dies: 1) die *Cheyne-Stokes-Atmung* = Wechsel von flachen und tiefen Atemzügen, dazwischen Atempause, 2) die *Biot'sche Atmung* – 3–4 tiefe Atemzüge, dazwischen Atempause und 3) die *Kußmaul-Atmung* = große Atemzüge *(Abb. 36).*

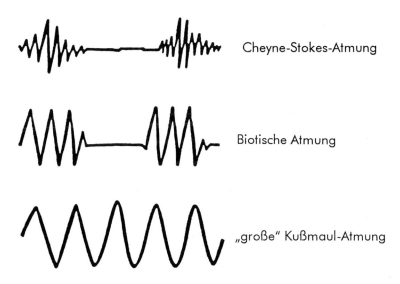

Cheyne-Stokes-Atmung

Biotische Atmung

„große" Kußmaul-Atmung

Abb. 36 *Krankhafte Veränderungen der Atmung. (BARTELS und BARTELS, 1995).*

2.7   SÄURE-BASEN-GLEICHGEWICHT

Die Lunge ist das Hauptausscheidungsorgan für das beim Stoffwechsel als Endprodukt entstandene Kohlendioxid. Da das Leben auf zellulärer Ebene nur in einem ausgewogenen Verhältnis von Säuren und Basen möglich ist, kommt dem Säure-Basen-Gleichgewicht eine entscheidende Bedeutung zu.

Merke: Die Atmung steht nicht nur im Dienst des Gasaustausches, sondern auch im Dienst der Säure-Basen-Regulation.

In der Atemtherapie ist daher wichtig zu wissen, daß unter physiologischen Bedingungen die im Körper als Stoffwechselprodukt entstandene CO_2-Menge im Gleichgewicht mit der CO_2-Menge steht, die durch die *alveoläre Ventilation aus dem Körper eliminiert wird.* Dieses Gleichgewicht führt zu einem konstanten CO_2-Partialdruck in den Alveolen und im arteriellen Blut von ca. 40 ± 2 mm Hg (5,3 kPa).»Steigt die Produktion von Kohlendioxid unter Arbeit an, so kommt es dennoch nicht zu einer Störung im Säure-Basen-Haushalt, da durch eine genau angepaßte Steigerung der alveolären Ventilation entsprechend mehr Kohlendioxid abgegeben und der CO_2-Partialdruck im Blut konstant gehalten wird« (SELLER, 1978, S. 55).

Merke: Störungen im Säure-Basen-Gleichgewicht entstehen, wenn die Ventilation nicht der CO_2-Produktion angepaßt ist. Bei alveolärer Hyperventilation ist die CO_2-Abgabe größer als die CO_2-Produktion, bei alveolärer Hypoventilation ist die CO_2-Abgabe geringer als die CO_2-Produktion.

Bei vermehrter Muskelarbeit gehen mehr H^+-Ionen ins Blut und in die intrazellulären Flüssigkeiten. Eine *stark erhöhte H^+-Ionenkonzentration muß verhindert werden, weil sie lebensschädlich ist.* Die Körperzellen vermindern ihre Funktionen und stellen diese schließlich ganz ein. Wenn die Konzentration der H^+-Ionen bei starker Muskelarbeit stark ansteigt, wird das arterielle Blut saurer, d. h. »azidotisch«. Bei dieser Azidose sinkt der pH-Wert im Blut vom Normalwert 7,4 auf 7,2 ab. Nimmt dagegen die Konzentration der H^+-Ionen ab, so wird das arterielle Blut alkalisch, d. h. der pH-Wert steigt über 7,4 an. Der pH-Wert muß aber, wie oben erwähnt, konstant gehalten werden, und das geschieht durch verschiedene Puffersysteme, deren Kapazität im Normalfall ausreicht, um die vermehrt gebildeten H^+-Ionen chemisch zu binden.

Merke: Hält die Muskelarbeit lange an, kann die Gesamtmenge der H^+-Ionen nicht mehr abgepuffert werden, besonders dann nicht, wenn mehr anaerob (ohne O_2-Zufuhr) gearbeitet wird und die Milchsäurekonzentration in der Muskelzelle ansteigt. Die Säurekonzentration im arteriellen Blut ist hoch, die Muskulatur demnach »sauer«. Das zwingt zur Beendigung der Muskelarbeit, da der Betroffene ein »unangenehmes Ziehen« verspürt.

Im Sport wird von Muskelermüdung (bzw. »peripherer« Ermüdung) gesprochen. Störungen des Säure-Basen-Gleichgewichtes können entstehen:

- durch Erkrankungen der Atmung = respiratorisch,
- durch Erkrankungen des Stoffwechsels = metabolisch.

Die atemtherapeutischen Verfahren werden nur bei den respiratorisch verursachten Störungen des Säure-Basen-Gleichgewichtes angewandt. Es handelt sich überwiegend um *psychisch verursachte Hyperventilationen* bei Menschen, die in Erregungszuständen mehr atmen als erforderlich. Sie steigern ihr Atemminutenvolumen über den Stoffwechselbedarf und atmen zu viel CO_2 ab. In Extremfällen steigt der pH-Wert bis auf 7,7 an: *respiratorische Alkalose*. Als Grund für die psychisch verursachte Hyperventilation finden sich häufig Angstzustände mit erschwerter Atmung. Als Folge der Hyperventilation entstehen Mißempfindungen an Lippen (Kribbeln) und Händen (Kältegefühle) bis hin zu »Pfötchenstellungen« der Hände. Diese Empfindungen verstärken häufig die Angst und Unruhe.

Merke: Die atemtherapeutische Behandlung der zur psychisch verursachten Hyperventilation neigenden Patienten besteht in der CO_2-Rückatmung. Die Patienten atmen ihre in einen Plastikbeutel oder ein Taschentuch ausgeatmete CO_2-haltige Luft wieder ein. Wichtig sind zusätzliche Entspannungsübungen.

Wesentlich häufiger wird die Atemtherapie angewandt bei *alveolärer Hypoventilation* bei verschiedenen Erkrankungen der Atmungsorgane, bzw. in der frühen postoperativen Phase nach thorakalen und abdominalen Eingriffen.

2.8   GASTRANSPORT

Wie eingangs erwähnt, transportiert das Blut Sauerstoff und Kohlendioxid im Kreislauf zwischen Lunge und Körpergewebe.

2.8.1   Sauerstofftransport

Auf zwei Wegen wird der Sauerstoff transportiert:
- durch chemische Bindung an das Haemoglobin (Hb) der Erythrozyten
- durch physikalische Lösung im Blutplasma.

Die Bindung des O_2 an Hb überwiegt. 1 g Hb kann 1,34 ml O_2 chemisch binden. Das sind in 100 ml Blut ca. $15 \times 1,34 = 20$ ml O_2 *sog. Sauerstoffkapazität des Blutes.* Die Hb-Beladung mit O_2 wird als Sauerstoffsättigung (SO_2) bezeichnet und in Prozent des Blutvolumens angegeben. In der Sauerstoffbindungskurve (bzw. Sauerstoffdissoziationskurve) wird die Beziehung zwischen PO_2 und SO_2 des Haemoglobins dargestellt *(Abb. 37).*

Die Kurve hat keinen linearen, sondern einen S-förmigen Verlauf. Sie ist im oberen Teil relativ flach. Das bedeutet, daß der PO_2-Abfall in weitem Bereich keine verminderte O_2-Versorgung (Hypoxie) der Gewebe

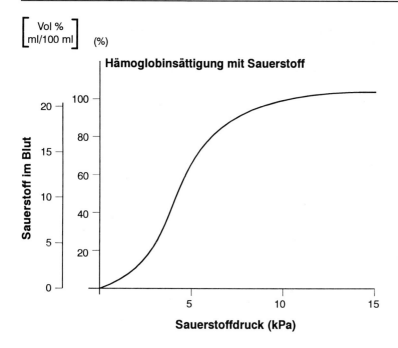

Abb. 37 *Sauerstoffbindungskurve (nach RUMBERGER, 1981).*

nach sich zieht. Die Sauerstoffbindungskurve wird außer vom PO_2 auch von PCO_2, pH-Wert und Temperaturänderungen im Blut beeinflußt.

Auf dem O_2-Transport im Blut durch den Körper gibt das Hb durch Dissoziation (Aufspaltung) den O_2 an die Zellen des Körpergewebes ab. Dadurch sinkt die Sauerstoffsättigung des Hb ab. Während die O_2-Sättigung im arteriellen Blut bei einem PO_2 von 100 Hg (13,3 kPa) ca. 98% beträgt, sinkt sie im venösen Blut auf ca. 75% ab, bei einem PO_2 von 40 mm Hg (5,33 kPa) (ULMER et al., 1991).

Eine O_2-Untersättigung entsteht, wenn das venöse Mischblut bei seiner Passage durch die Lungenkapillaren infolge ventilatorischer Verteilungsstörungen oder arterio-venöser Kurzschlüsse oder Diffusionsstörungen ungenügend arterialisiert wird. Das bedeutet eine schlechtere O_2-Versorgung der Körpergewebe mit Beeinträchtigung der körperlichen Leistung.

Merke: Bei Patienten mit O_2-Untersättigung des Hb im arteriellen Blut sollten die erforderlichen Atem- und Bewegungstechniken sehr dosiert und mit vielen Pausen durchgeführt werden.

2.8.2   Kohlendioxidtransport

Auch der Transport des Kohlendioxid im Blut erfolgt auf verschiedene Weise:

- Das bei der Zellatmung frei werdende Kohlendioxid kann im Blut größtenteils ohne spezielle chemische Bindung transportiert werden. Es reagiert – beschleunigt durch das Enzym Carboanhydrase – mit H_2O zu H_2CO_3 (Kohlensäure), die zum großen Teil in H^+-Ionen und Bicarbonat- (HCO_3^-) Ionen dissoziiert. Die H^+-Ionen werden durch Blutproteine, vor allem durch Hb, abgepuffert. Dabei findet ein Austausch von H^+- gegen Na^+-Ionen statt, so daß ein großer Teil des CO_2 als $NaHCO_3$ (Natriumbicarbonat) transportiert wird. Außerdem ist das entstandene System HCO_3^-/H_2CO_3 (mit einem Verhältnis von 20:1) das wichtigste Puffersystem im Organismus. Der große Überschuß an HCO_3^- im Blut bewirkt, daß H^+-Ionen abgefangen werden können und als H_2O gebunden werden, während CO_2 gasförmig entweicht. So kann der pH-Wert im Blut konstant gehalten werden.
- Außer als Bicarbonat wird ein kleiner Teil des CO_2 auch unmittelbar an Blutproteine (vor allem an Hb) gebunden transportiert.

2.9 ATMUNG BEI KÖRPERLICHER ARBEIT BZW. LEISTUNG

Bei körperlicher Arbeit steigt der Stoffwechsel der Muskelzellen an, und der O_2-Verbrauch nimmt zu. Für die Anwendung bei körperlicher Arbeit ist wichtig zu wissen:

- wie die erforderliche Energie für den angestiegenen Muskelstoffwechsel bereitgestellt wird
- wie sich der erhöhte O_2-Verbrauch an die körperliche Arbeit anpaßt
- wie sich Atemzugvolumen und Atemfrequenz aufeinander einstellen.

2.9.1 Energiegewinnung und Energiebereitstellung

In den Zellen des Organismus laufen ständig energieverbrauchende Prozesse für Aufbau- und Transportvorgänge ab, in deren Folge auch Muskelkontraktionen auftreten. Da der Organismus nicht über lange ausreichende Energiespeicher verfügt, muß er ständig neu Energie bereitstellen. Er gewinnt sie aus den Nahrungsstoffen Kohlehydrate, Fette und Eiweiß. Die Energiebereitstellung besteht darin, die drei Naturstoffe, die in ihrer hochmolekularen Form nicht vom Körper aufgenommen werden können, im Magen-Darmtrakt in ihre niedermolekularen Bausteine (einfache Zucker – wie Glukose –, Glycerin, Fettsäuren, Aminosäuren) zu zerlegen. Diese sind leicht resorbierbar. Sie gelangen in die Blutbahn und von dort in die Zellen der Organe. In ihnen erfolgen die für die Energiegewinnung wichtigen Abbauprozesse zu CO_2 und H_2O unter Gewinnung energiereicher Phosphatverbindungen, vor allem Adenosintriphosphat (ATP).

Merke: ATP ist der Energielieferant für die Muskelarbeit. Eine weitere energiereiche Phosphatverbindung im Muskel ist das Kreatinphosphat (KP). Dieses steht mit ATP im Gleichgewicht und stellt die Reserve dar, aus der ATP rasch regeneriert werden kann.

Zu Beginn der Muskelarbeit steht aus dem ATP-Speicher Energie nur für wenige Kontraktionen zur Verfügung. Mittels der vorhandenen KP-Reserve werden die ATP-Speicher aufgefüllt, so daß weitere Kontraktionen möglich werden. Die Speicher reichen aber nur für 20 Kontraktionen. Wird dem Muskel weitere Arbeit abverlangt, muß die erforderliche Energie nachgeliefert werden. Dafür stehen zwei Wege zur Verfügung:

- der aerobe Weg, dabei ist Sauerstoff beteiligt
- der anaerobe Weg, dabei ist kein Sauerstoff beteiligt.

Die aerobe Energie wird relativ langsam bereitgestellt, weil die Aktivierung der Atem- und Herztätigkeit und damit die Heranführung des Sauerstoffs zur Muskelzelle eine gewisse Zeit benötigt. Dafür ist aber die ATP-Ausbeute pro mol Glukose 18 mal größer als bei der anaeroben Energiebereitstellung, bei der nur 2 ATP pro mol Glukose gebildet werden.

Atemtechniken, die mit dynamischen Muskelkontraktionen durchgeführt werden, ermöglichen wegen der aeroben Energiebereitstellung eine längere Dauer, was für Patienten mit instabilen Atemwegen zu berücksichtigen ist. Auch ist wichtig, daß der Energiebedarf für Bewegungsleistungen vom Zeitfaktor bestimmt wird, da Leistung definiert ist als Arbeit pro Zeit.

Merke: Patienten, die beim schnellen Gehen und Radfahren Atemerschwerung (*Belastungsdyspnoe*) haben, müssen zum Tempogefühl mit dynamischen Muskelkontraktionen geschult werden.

Bei der Arbeit mit statischen Muskelkontraktionen wird zwar Energie rasch bereitgestellt, aber die Muskeln ermüden infolge von *Milchsäurebildung* schneller. Atemtechniken wie Halten oder Dehn- und

Drehstellungen des Oberkörpers können daher nur mit kurzer Dauer geübt werden.

2.9.2 Zur Anpassung des Sauerstoffverbrauches an Arbeit

Für länger dauernde körperliche Arbeit ist eine größere Sauerstoffaufnahme erforderlich. Drei Minuten nach Bewegungsbeginn müssen daher Atmung und Kreislauf in der Lage sein, den benötigten Sauerstoff an den Verbrauchsort zu schaffen. Das ist an schnelleren und tieferen Atemzügen zu erkennen.

Merke: Zeichen einer nicht ausreichenden Sauerstoffversorgung der arbeitenden Muskeln sind stetig ansteigende Pulsfrequenz und unerträgliche Schmerzen. Diese zwingen die betroffenen Patienten zum Abbruch ihrer körperlichen Arbeit.

Da die Systeme von Atmung und Herz-Kreislauf bei Arbeitsbeginn den erhöhten Sauerstoffbedarf nicht schnell decken, geht der Organismus eine *Sauerstoffschuld* ein, die nach Arbeitsende durch eine Mehratmung, in der Atemtherapie als Nachatmung bezeichnet, wieder abgetragen werden muß.

Bei Ausdauerleistungen, wie Gehen in gleichbleibendem Tempo, ergibt sich folgende Anpassung:

- zu Beginn des Gehens entsteht ein O_2-Defizit, d. h. die O_2-Aufnahme erfolgt zögernd und ist zunächst noch geringer als der O_2-Bedarf
- nach einigen Minuten bildet sich ein steady-state (Gleichgewicht) zwischen O_2-Aufnahme und O_2-Bedarf in den Beinmuskeln
- wird das Gehen mit gleichbleibender Intensität durchgeführt, wird die bei Arbeitsbeginn aufgenommene O_2-Menge bzw. O_2-Schuld mitgeschleppt (dargestellt als Plateau in *Abb.* 38)

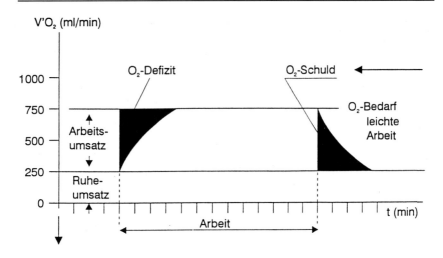

Abb. 38 *O_2-Defizit, steady-state und O_2-Schuld bei leichter körperlicher Arbeit. (de* Marées u. Mester, *1982).*

- nach Arbeitsende wird die O_2-Schuld durch langsame Rückkehr zur Ruheatmung abgetragen, was in Abhängigkeit vom Trainingszustand der Patienten wenige Minuten dauert.

> **Merke:** Die Anpassung der Sauerstoffzufuhr bei Ausdauerarbeit richtet sich nach der Schwere der Muskelarbeit. Bei einer vom Patienten als leicht empfundenen Ausdauerarbeit stellt sich das steady-state ohne Empfinden von Atemerschwerung ein, und die Nachatmungszeit ist relativ kurz (ca. 2–3 Min.). Bei einer vom Patienten als schwer empfundenen Ausdauerarbeit wird das steady-state nur mit starker Atemerschwerung ausgeführt, und die Nachatmungszeit ist länger (ca. 4–6 Min.).

2.9.3   Einstellen von Atemzugvolumen und Atemfrequenz bei Arbeit

Atemzugvolumen (V_T) und Atemfrequenz (f) steigen bei körperlicher Arbeit an. Dabei wird V_T nach Bewegungsbeginn in Richtung des ERV, vor allem aber in Richtung des IRV vergrößert (*Abb.* 39). Der Vergrößerung sind aber Grenzen gesetzt, denn eine vollständige Ausnutzung der in- und exspiratorischen Reservevolumina (IRV, ERV), also der Vitalkapazität, erfordert zuviel Zeit. Darum ist bei körperlicher Arbeit die Vergrößerung des Atemminutenvolumens (V'_E) nur mit gleichzeitiger Erhöhung der Atemfrequenz möglich. Diese Erhöhung führt jedoch zur Verkürzung der Ein- und Ausatemphasen. Dabei wird die Ausatemphase stärker verkürzt, so daß die Atempause nach der Ausatmung (endexspiratorische Pause), die in Körperruhe entsteht, entfällt. Welchen Anteil die Vergrößerung von V_T und die Erhöhung von f bei körperlicher Arbeit haben, ist bei Gesunden und Kranken verschieden. Trainierte Gesunde leisten ein größeres V'_E mehr durch Vergrößerung von V_T als durch Erhöhung von f. Beim Kranken sind die Anteile von V_T und f abhängig von der Elastizität der Lunge und des Thorax sowie der Weite der Atemwege.

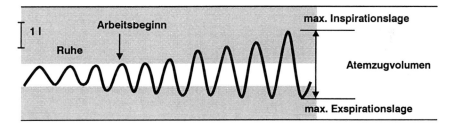

Abb. 39 *Atemzugvolumen bei Arbeit. (de Marées u. Mester, 1982).*

Merke: Kranke mit geminderter Lungen- und Thoraxdehnbarkeit vergrößern bei körperlicher Arbeit ihr Atemminutenvolumen durch Erhöhung der Atemfrequenz bei kleinen Atemzugvolumina.

So mindern sie das Gefühl der Atemerschwerung. Kranke mit verengten (obstruierten) Atemwegen sollten das vergrößerte Atemminutenvolumen mit großen Atemzugvolumina und weniger über die Erhöhung der Atemfrequenz leisten, denn eine hohe Atemfrequenz führt zu turbulenter Strömung in den Atemwegen mit Ansteigen des Atemwegswiderstandes.

2.9.4 Einfluß von Bewegen mit dynamischen und statischen Muskelkontraktionen auf Atemzugvolumen, Atemfrequenz und Atemrhythmus

Mechanorezeptoren in der Muskulatur modifizieren beim Bewegen die Art und Weise zu atmen (Atemmuster). Werden Beugen und Strecken der Arme und Beine mit dynamischen Muskelkontraktionen und geringer Kraft im Rhythmus von Ein- und Ausatmung ausgeführt, lassen sich die Ein- und Ausatemdauer verlängern. Es sind Techniken zur Entspannung, die im Liegen, Sitzen und Stehen ausgeführt werden. Ist die Atemfrequenz aber höher als 25–30 Atemzüge/min, findet keine Anpassung an den Wechsel von Ein- und Ausatmung bzw. von Ein- und Ausatemdauer statt.

Bei *statischen Muskelkontraktionen* erkennen wir eine Steigerung der Atemfrequenz auf Kosten der Atemzugtiefe. Das ist besonders auffällig, wenn die Bauch- und Rückenmuskeln mit statischen Muskelkontraktionen beansprucht werden, d. h. beim Halten oder Tragen.

Merke: Heben und Halten bzw. Tragen von schweren Gegenständen geht mit Atemstillstand (Apnoe) einher. Um Atempressen zu vermeiden, sollten die Patienten zum bewußten Atmen mit kleinen Atemzügen aufgefordert werden.

2.10   ATMUNG UND KREISLAUF

Atmung und Kreislauf sind zwei aufeinander abgestimmte Funktionssysteme mit der gemeinsamen Aufgabe, die Zellen des Organismus für ihren Stoffwechsel mit O_2 zu versorgen und die Stoffwechselendprodukte (in erster Linie CO_2 und H_2O) abzutransportieren.

Die Atmung beeinflußt einerseits den Kreislauf, andererseits wirken Kreislaufveränderungen auf die Atmung. Wir schildern hier die für die Atemtherapie relevanten Zusammenhänge.

2.10.1   Einfluß mechanischer Faktoren auf Körper- und Lungenkreislauf

Bereits unter physiologischen Bedingungen beeinflussen die intrathorakalen Druckunterschiede beim Ein- und Ausatmen die Füllung der Herzkammern (Ventrikel). Während der *Einatmung* übt der negative intrathorakale Druck einen *Sog auf das venöse Niederdrucksystem des Kreislaufs* aus, und zwar auf die thorakalen Abschnitte der unteren und oberen Hohlvenen. Das führt zu einer geringen Beschleunigung des venösen Blutstromes zum rechten Herzen und zu einer vermehrten Füllung der rechten Herzkammer (Ventrikel). Gleichzeitig werden die im Lungeninterstitium befindlichen Gefäße erweitert und nehmen ein größeres Blutvolumen auf. Die linke Kammer wird vermindert mit Blut gefüllt. Während der *Ausatmung* kehren sich die Verhältnisse um. Die rechte Kammer erhält eine geringere Füllung, und die Querschnitte der Lungengefäße werden kleiner und nehmen weniger Blut auf.

> **Merke:** Die Lunge ist einem Schwamm vergleichbar, der während der Einatmung das Blut ansaugt, das dann während der Ausatmung aus ihm ausgepreßt wird. So unterstützen die Ein- und Ausatembewegungen, d. h. die intrathorakalen Druckunterschiede, die Blutströmung im Lungenkreislauf.

Für die krankengymnastische/physiotherapeutische Prophylaxe einer Venenthrombose in den Beinen ist die Kenntnis über die Atemabhängigkeit der venösen Haemodynamik wichtig. Dabei sind zu berücksichtigen:

- der *inspiratorische negative intrathorakale Druck*, der einen Sog auf die intrathorakalen Abschnitte der unteren und oberen Hohlvenen (Vena cava inferior und superior) ausübt und in diesen Abschnitten, wie bereits erwähnt, die venöse Strömung beschleunigt
- der *inspiratorisch erhöhte intraabdominale Druck*, der durch die Kontraktion des Diaphragma entsteht, das dabei einen Druck auf die Bauchorgane ausübt und so die abdominalen Abschnitte der unteren Hohlvene komprimiert, wodurch die venöse Strömung beschleunigt wird, da durch ein engeres Rohr die Strömungsgeschwindigkeit zunimmt. Allerdings kommt bei sehr tiefer Einatmung die venöse Strömung in den Beinen zum Stillstand, was vermieden werden muß.

Merke: Einatemübungen sind, wenn nicht zu tief eingeatmet wird, gleichermaßen bei der Pneumonie- und Thromboseprophylaxe nützlich und mit Gliedmaßenbewegungen zu verbinden.

Werden bei Erkrankungen der Atemmechanik extrem niedrige intrathorakale Drücke aufgebaut, dann kollabieren die dünnwandigen intrathorakalen Abschnitte der Hohlvenen, so daß der Sog auf das venöse System nicht zum Tragen kommt.

Das Vermeiden längerer Hustenattacken ist in der Atemtherapie ein wichtiges Behandlungsziel. Darum wird der dabei erforderliche Vorgang näher erläutert. Nach tiefer Einatmung wird die Stimmritze geschlossen und durch Anspannen der Brust-, Bauch- und Rückenmuskeln der Brust- und Bauchraum komprimiert. Es resultiert ein Ansteigen des intrathorakalen und intraabdominalen Druckes auf 100–200 cm H_2O (10–20 kPa). Die thorakalen Abschnitte der Hohlvenen werden komprimiert und das Venenblut am Einströmen in den Brustraum gehindert. Es staut sich in den Kopf zurück, was nach einer Hustendauer von ca. 10 Sekunden am Anschwellen der Halsvenen und an der Röte des Gesichtes zu erkennen ist. Nach einer Hustendauer von 10–20 Sekunden wird die Blutzufuhr zum rechten Herzen und nach Verbrauch des zentralen Blutvolumens in der Lunge auch die Blutzufuhr zum linken Herzen gemindert. Dann ist die Sauerstoffversorgung von Gehirn und Herz, die besonders auf Sauerstoffmangel empfindlich reagieren, nicht mehr gewährleistet. Die Patienten reagieren außerdem mit Schwindel oder erleiden einen vorübergehenden Bewußtseinsverlust, was als »Hustensynkope« bezeichnet wird. Diese Zustände sind »angstbesetzt«. Wir leiten die Patienten an, diese Hustenattacken zu vermeiden (s. bei »Hustendisziplin«).

Pressen und Husten sind ähnliche Vorgänge. Der Preßvorgang wurde 1704 von dem italienischen Arzt A. M. VALSALVA beschrieben. Darum wird das Pressen in der Medizin als VALSALVA-Mechanismus bezeichnet.

2.10.2 Einfluß chemischer Faktoren auf den Lungenkreislauf

Bei einem verminderten O_2-Gehalt der Alveolarluft verengen sich die Lungengefäße (EULER-LILJESTRAND-Reflex). Mit diesem vasokonstringierenden Effekt ist bei Unterschreiten alveolärer PO_2-Werte von 60 mm Hg (0,6 kPa) zu rechnen. Solche Drucke werden bei regionalen Verteilungsstörungen infolge ungleichmäßiger Lungenbelüftung, z. B. bei obstruktiven Ventilationsstörungen, im Alveolargebiet erreicht. Diese reflektorische Vasokonstriktion führt zur Minderdurchblutung schlecht belüfteter Lungenabschnitte, wodurch der Zustrom schlecht oxigenisierten Blutes zum linken Herzen gedrosselt wird. Dieser für die Oxigenisierung des arteriellen Blutes sinnvolle Mechanismus erfordert vermehrte Pumparbeit des rechten Herzens, da der Gesamtquerschnitt der Lungengefäße eingeengt ist. Es entsteht auf Dauer eine Rechtsherzinsuffizienz, sog. Cor pulmonale.

Merke: In der Atemtherapie ist es nützlich, den EULER-LILJESTRAND-Reflex zu kennen, um Patienten mit Cor pulmonale sehr dosiert zu belasten.

2.10.3 Einfluß von Kreislauf- veränderungen auf die Atmung

Bei erniedrigtem Perfusionsdruck wird ein großer Teil der Lunge von der Perfusion (Durchblutung) ausgeschlossen. Die Ventilation in diesen Lungenabschnitten findet kein Blut vor. Die Folge ist eine ineffektive alveoläre Ventilation bei erhöhter Totraumventilation. Zur Gewährleistung einer effektiven alveolären Ventilation der noch perfundierten Alveolarabschnitte muß die Gesamtventilation gesteigert werden. Verhältnisse mit einem erniedrigten Perfusionsdruck finden die Ärzte bei Patienten im Schock, d. h. die Schockpatienten benötigen bereits in Ruhe eine erhebliche Mehratmung, um die erhöhte Totraumventilation zu kompensieren.

2.10.4 Einfluß einer Erhöhung des pulmonal-arteriellen Druckes

Bei einer Erhöhung des pulmonal-arteriellen Druckes, z. B. bei Linksherzinsuffizienz oder Mitralinsuffizienz mäßigen Grades wird zunächst von den Ärzten eine gleichmäßigere Ventilation und Perfusion der Ober- und Unterlappen der Lunge beobachtet. Bei stärkerem Druckanstieg resultiert jedoch ein Anstieg des Gefäßwiderstandes in den basalen Lungenabschnitten mit regionaler Minderperfusion. Es entsteht ein interstitielles Ödem, das als perivasale Flüssigkeitsmanschette die Gefäße einengt. Gleichzeitig kommt es zum erschwerten Abstrom des venösen Blutes aus der Bronchialschleimhaut und zur Überlastung des Lymphabtransportes mit der Folge einer Flüssigkeitsansammlung in der Lunge. Diese flüssigkeitsbedingte Obstruktion erhöht die Atemarbeit gegen visköse Atemwiderstände. Außerdem entsteht bei starken Lungenstauungen eine Beeinträchtigung der elastischen Eigenschaften der Lunge.

> **Merke:** Patienten mit Lungenstauung und/oder abklingendem Lungenödem, die atemtherapeutisch behandelt werden, zeigen eine erhöhte Atemarbeit. Sie sind unter Berücksichtigung ihrer Atemerschwerung mit vielen Pausen zu behandeln.

Tiefe Atemzüge sind zu vermeiden, denn wird maximal ausgeatmet, werden die extraalveolären Gefäße (Arteriolen) komprimiert, und wird maximal eingeatmet, werden die alveolären Gefäße (Kapillaren) komprimiert. Eine große Atemzugstiefe beeinträchtigt den Gasaustausch und erzeugt durch langes Ausatmen bronchiale Kollapsphänomene (mod. nach MURRAY, 1978).

2.11 RESPIRATORISCHE INSUFFIZIENZ

Das respiratorische System besteht, wie bereits geschildert, aus zwei Teilen, nämlich aus dem gasaustauschenden Organ Lunge und aus der Atempumpe. Bei zahlreichen Erkrankungen der Atmungsorgane versagt der Gasaustausch oder die Atempumpe. Das zeigt sich in deutlich unterscheidbaren klinischen Manifestationen.

Versagen des Gasaustausches (Lungenversagen) führt zur Hypoxämie, d. h. einer verminderten O_2-Menge im arteriellen Blut. Sie zeigt sich klinisch in einer Zyanose (Blaufärbung) des Gesichtes und der Extremitäten. Die Hypoxämie resultiert aus Diffusionsstörungen, gestörten Ventilations-Perfusionsbedingungen und intrapulmonellen Shunts. Bei letzteren fließt gemischt-venöses Blut durch die Lunge ohne alveoläre Ventilation, so daß ein Gasaustausch nicht erfolgen kann.

Versagen der Atempumpe führt durch Abnahme der alveolären Ventilation zur *Hyperkapnie*, d. h. zu einer Erhöhung des arteriellen CO_2-Partialdruckes, die sich klinisch in schwerer Atemnot mit Orthopnoe zeigt. Die Patienten sind gezwungen, eine aufrechte Haltung einzunehmen.

Die Atemtherapie nimmt Einfluß auf die Atem- und Oberkörpermuskeln:

- im Sinne der Übung bzw. des Trainings bei Schwächen,
- im Sinne der Schonung bei Überlastung bzw. Ermüdung.

Die Atemtherapie nimmt Einfluß auf den Thorax und das Abdomen:

- im Sinne der Mobilisation bei Versteifungen,
- im Sinne der Stabilisation bei Hyperbeweglichkeit.

2.12 LITERATUR

BÄNSCH, S. (1989): *Praevention, Diagnostik und Therapie des chronischen Atemwegsversagens.* Krankengymnastik (KG) **41**, Nr. 12, S. 1197–1203.

BARTELS, H. & BARTELS, R. (1995): *Physiologie (Lehrbuch und Atlas).* 5. Aufl., S. 201. Verlag Urban & Schwarzenberg, München – Wien – Baltimore.

BARTELS, H. (1979): *Gaswechsel (Atmung).* In: W. D. KEIDEL (Hrsg.), Kurzgefaßtes Lehrbuch der Physiologie. 5. Aufl., S. 4.9. Thieme Verlag, Stuttgart.

BREUER, I. (1868): *Die Selbststeuerung der Atmung durch den Nervus vagus.* Sitz. Ber. Akad. Wiss. Wien (II) **58**, S. 909.

COMROE, H. R. jr., FOSTER, R. E., DUBOIS, A. B., DUBOIS, W. A. & CARLSON, E. (1968): *Die Lunge.* 2. Aufl., deutsch von H. A. GERLACH, Schattauer Verlag, Stuttgart – New-York.

CRIÉE, C. P., WILHELMS, E. & NEUHAUS, K. L. (1987): *Atemmuskulatur I. Pathophysiologie der Ermüdung – Künstliche Beatmung.* Atemwegs- und Lungenkrankheiten **13**, Nr. 2, S. 57–61.

CRIÉE, C. P., WILHELMS, E. & NEUHAUS, K. L. (1987): *Atemmuskulatur II. Diagnostik der Ermüdung – Pharmakotherapie – Training.* Atemwegs- und Lungenkrankheiten **13**, Nr. 4, S. 121–127.

de MARÉES, H. & MESTER, J. (1982): *Sportphysiologie II.* S. 38 u. 86. Studienbücher Sport. Verlage: a) Diesterweg, Frankfurt/M.–Berlin–München, und b) Sauerländer, Aarau–Frankfurt/M.–Salzburg.

HASSENSTEIN, B. (1967): *Wirkungsgefüge eines Regelkreises.* In: D. UNGERER, Zur Theorie des sensomotorischen Lernens. 2. Aufl. S. 192. Verlag Karl Schorndorf, Stuttgart.

HERING, E. (1868):*Die Selbststeuerung der Atmung durch den Nervus vagus.* Sitz. Ber. Akad. Wiss. Wien (II) **57**, S. 672.

KARG, O. & BULLEMER, F. (1994): *Die Funktion der Atempumpe (Grundlagen).* info Ausgabe 4 der Fa. Jaeger, Würzburg.

KELLER, R. (1979): Persönliche Mitteilung.

KELLER, R. (1988): *Rehabilitation bei respiratorischer Insuffizienz.* Atemwegs- und Lungenkrankheiten **14**, Nr. 12, S. 585–588.

MANG, H. (1992): *Atemtherapie. (Grundlagen, Indikationen und Praxis).* S. 41. Schattauer Verlag, Stuttgart – NewYork.

MURRAY, J. F. (1978): *Die normale Lunge.* S. 120–121. Deutsch von H. A. GERLACH, Schattauer Verlag, Stuttgart – New York.

MACKLEM, P. T. (1988): *Die Ursachen des respiratorischen Versagens.* Atemwegs- und Lungenkrankheiten **14** Nr. 11, S. 508–510.

NETTER, F. H. (1982): *Farbatlanten der Medizin, »Atmungsorgane«* **4**, S. 50 u. 56., Thieme Verlag, Stuttgart.

PIIPER, H. & KOEPCHEN, H. P. (1972): *Atmung,* S. 1–2. Verlag Urban & Schwarzenberg, München – Berlin – Wien.

RUMBERGER, R. (1981): *Funktionelle Anatomie, Physiologie, Allgem. Krankheitslehre.* Taschenlehrbuch Krankengymnastik, Bd. **4**, S. 262. Thieme Verlag, Stuttgart.

SELLER, H. (1978): *Einführung in die Physiologie der Säure-Basen-Regulation.* S. 55. Dr. A. Hüthig Verlag, Heidelberg.

SHAPIRO, B. A. (1973): *Clinical Application of Blood Gases.* Year Book Medical Publ. Inc., Chicago – London.

SHAPIRO, B. A., HARRISON, R. A. & TROUT, C. A. (1975): *Clinical Application of Respiratory Care.* S. 116. Year Book Medical Publ. Inc., Chicago – London.

SIEMON, G. & EHRENBERG, H. (1996): *Leichter atmen – besser bewegen.* 4. Aufl., S. 27. Perimed-Spitta Verlag, Balingen.

THEWS, G. (1968): *Der respiratorische Gaswechsel und seine Teilfunktionen.* In: POPP, P. H. & HERTLE, F. H., Chronische Bronchitis. S. 15. Schattauer Verlag, Stuttgart – New-York.

THEWS, G., MUTSCHLER, E. & VAUPEL, P. (1989): *Anatomie, Physiologie und Pathophysiologie des Menschen.* 3. Aufl., S. 221. Wissenschaftl. Verlagsgesellschaft mbH, Stuttgart.

ULMER, W. T., REICHEL, G., NOLTE, D., & ISLAM, M. S. (1991): *Die Lungenfunktion.* 5. Aufl., S. 199 u. 205. Thieme Verlag, Stuttgart – NewYork.

TEIL 3

MICHAEL SCHMIDT

DIAGNOSTIK UND MEDIKAMENTÖSE THERAPIE VON ATEMWEGS- UND LUNGENKRANKHEITEN

SYMBOLE UND ABKÜRZUNGEN

BSG .... Blutkörpersenkungsgeschwindigkeit

CRP .... C-reaktives Protein (ein unspezifischer Abwehrkörper)

D-CO .... Diffusion für Kohlenmonoxid

DA .... Dosieraerosol

FEV_1 .... Einsekundenkapazität (Tiffenau-Volumen)

FVC .... forcierte exspiratorische Vitalkapazität

H^+ .... Wasserstoffion

IgE-Antikörper ..... = Immunglobulin E Antikörper (allergische Sofortreaktion)

IgG-Antikörper ..... = Immunglobulin G Antikörper (allergische Spätreaktion)

IgM-Antikörper .... = Immunglobulin M Antikörper (allergische Spätreaktion)

ITGV .... intrathorakales Gasvolumen

MEF_{25} .... maximale exspiratorische Atemstromstärke nach Ausatmen von 75% der Vitalkapazität

MEF_{50} .... maximale exspiratorische Atemstromstärke nach Ausatmen von 50% der Vitalkapazität

$P_{0,1}$ .... Inspirationsdruck (0,1 s nach Beginn der Inspiration)

P_aCO_2 .... arterieller Kohlendioxidpartialdruck

P_aO_2 .... arterieller Sauerstoffpartialdruck

PCO_2 .... Kohlendioxidpartialdruck

PEF .... peak expiratory flow = exspiratorischer Spitzenfluß

pH-Wert .... Maßeinheit für Wasserstoffionenkonzentration in wäßrigen Lösungen

Pi_{MAX} .... maximaler Inspirationsdruck

PO_2 .... Sauerstoffpartialdruck

Q .... Perfusion

R_{aw} .... Atemwegswiderstand

RV .... Residualvolumen

TLC .... totale Lungenkapazität

V′ .... Ventilation

VC .... Vitalkapazität

VC_{in} .... inspiratorische Vitalkapazität

3.1 EINLEITUNG

Unser Atmungsapparat besteht aus zwei zusammenwirkenden funktionellen Teilen: aus der Atempumpe und aus dem Lungenparenchym. Die *Atempumpe* umfaßt die zentralnervöse Atmungssteuerung (mit den PO_2- und PCO_2-Rezeptoren), die efferenten Nerven, die eigentliche Atemmuskulatur (Zwerchfell, Interkostalmuskeln), die Mundboden-, Pharynx- und Larynxmuskulatur, sowie die Atemhilfsmuskeln und das Thoraxskelett. Die Atempumpe sorgt für die Bewegung der Atemluft, die Ventilation. Störungen der Atempumpe, z. B. durch Ermüdung der Atemmuskulatur, führen zu einer mangelhaften Ventilation und damit zur Hyperkapnie $PaCO_2 \uparrow$). Ein frühes klinisches Zeichen ist der Einsatz der Atemhilfsmuskulatur bei Ruheatmung. Beim terminalen Atempumpenversagen fällt auch der PaO_2 ab.

Der Gasaustausch ist Aufgabe des *Lungenparenchyms.* Er ist wesentlich beeinflußt von drei Faktoren: Der Ventilation (V'), der Perfusion (Q) des Parenchyms und der Diffusion zwischen Alveolarepithel und Haemoglobin im Erythrozyten. Die häufigste Störung ist eine Diskrepanz zwischen Ventilation und Perfusion (V'/Q-Mißverhältnis). Alle Erkrankungen des Lungenparenchyms behindern primär den Gasaustausch für Sauerstoff und führen zur Hypoxämie ($PaO_2 \downarrow$). Das entsprechende klinische Zeichen ist die Zyanose.

Oft ist der respiratorische Apparat insgesamt betroffen: Bei einer obstruktiven Atemwegserkrankung wird z. B. einerseits die inhomogene Belüftung verschiedener Lungenabschnitte zu einem V'/Q-Mißverhältnis führen ($PaO_2 \downarrow$), andererseits verursacht der erhöhte bronchiale Widerstand eine vermehrte Atemarbeit mit Ermüdung der Muskulatur: Die Folge ist das Atempumpenversagen ($P_aCO_2 \uparrow$). Man spricht dann von einer globalen respiratorischen Insuffizienz.

Alle Atemwegs-, Lungen- und Pleuraerkrankungen können zur respiratorischen Insuffizienz führen; dann ist eine kausale Therapie mit dem Ziel einer Heilung oder deutlichen Besserung meist nicht mehr möglich. Für den Patienten ist eine rechtzeitige Diagnose entscheidend für eine effektive Therapie.

3.2   UNTERSUCHUNGSMETHODEN

Erkrankungen der Atemwege und der Lunge zeichnen sich dadurch aus, daß die Symptome unspezifisch sind, d. h. Husten, Auswurf, Atemnot, pfeifende Atemgeräusche, Zyanose, Orthopnoe oder Thoraxschmerzen können viele Ursachen haben.

3.2.1   Anamnese

Die meisten Patienten suchen uns wegen *Hustens* und/oder *Atemnot* auf. Die erste Frage gilt der Dauer und Häufigkeit der Symptome. Man wird versuchen, einen örtlichen oder zeitlichen Zusammenhang zu diesen Symptomen herzustellen, um Umgebungseinflüsse zu Hause, bei Sport und Hobby oder am Arbeitsplatz herauszufinden. Oft sind Allergien oder Umweltschadstoffe eine solche Ursache.

Husten kann trocken oder produktiv sein: Man wird die Farbe und Menge des *Auswurfs* abfragen und inspizieren. Blutiger Auswurf ist immer ein Alarmzeichen. Eine *Zyanose* oder die *Orthopnoe* mit Einsatz der *Atemhilfsmuskulatur* sind Zeichen einer Störung im Lungenparenchym oder in der Atempumpe und haben viele mögliche Ursachen. *Thoraxschmerzen* können atem- oder bewegungsabhängig sein und haben ihre Ursachen in Krankheiten der Pleura, des Thoraxskeletts, der Wirbelsäule oder des Herzens. Viele Krankheiten gehen mit Fieber oder mit *Gewichtsverlust* einher.

- **Beispiel 1:** Ein Bäcker leidet seit Monaten in der Backstube bei der Teigzubereitung zwischen 3 und 4 Uhr an Hustenanfällen mit Luftnot und pfeifenden Atemgeräuschen. Verdacht auf Bäckerasthma.

- **Beispiel 2:** Ein Reiter kann ohne Beschwerden im Freien reiten und sich körperlich belasten. Im Pferdestall tritt immer dann anfallsweise Luftnot auf, wenn er das Pferd striegelt und pflegt. Verdacht auf Pferdeepithelallergie.

- **Beispiel 3:** Eine junge Patientin leidet seit einer schweren Pneumonie im Vorschulalter an täglichem morgendlichen Auswurf, der immer gelb-grün gefärbt ist und oft unangenehm riecht. Es werden über 200 ml Auswurf abgehustet. Seit einigen Jahren nimmt die Atemnot zu. Verdacht auf Bronchiektasie.

3.2.2   Körperliche Untersuchung

Bei der *Inspektion* sehen wir das Atemmuster und die Thoraxmotilität, Zyanose und Trommelschlegelfinger oder Uhrglasnägel. Auch die Form des Thorax kann wichtig sein (z. B. Faßthorax, Kyphoskoliose). Hinweise auf die Schwere der Atemnot kann man durch die Arbeit der Atemhilfsmuskulatur oder das abgehackte Sprechen des Patienten erhalten. Durch *Perkussion* läßt sich der Luftgehalt im Thoraxraum beurteilen, man bekommt Hinweise auf eine Lungenüberblähung oder pneumonische Infiltrate oder Pleuraergüsse. Die *Auskultation* enthüllt uns eine Fülle von Atemgeräuschen, die – nach Lokalisation und Typ aufgegliedert – weitere Hinweise auf die Diagnose geben. Ein gründlicher körperlicher Untersuchungsbefund erspart dem Patienten ungezielte, technisch aufwendige oder belastende Untersuchungen; auf Grund richtungweisender körperlicher Befunde kann gezielt vorgegangen werden.

- **Beispiel 4:** Eine 74-jährige Patientin zeigt Nasenflügeln als Zeichen der Ruhedyspnoe, klagt über quälenden trockenen Husten und hat ein Kontinua-Fieber bis 39 °C. Man sieht eine Zyanose und eine eingeschränkte Thoraxmotilität. Es findet sich eine deutliche Perkussionsdämpfung und ein auffallendes Atemgeräusch (feinblasiges Rasseln und Knistern) rechts basal. Nach zwei Tagen wird der Husten produktiv und fördert rötliches Sputum: Klassische Zeichen einer Pneumonie.

- **Beispiel 5:** Ein 61-jähriger langjähriger Raucher klagt über Heiserkeit seit zwei Wochen, Bluthusten seit drei Tagen. Man findet am Hals mehrere Lymphknoten, bei der Auskultation eine Stenoseatmung über dem rechten Oberfeld: Dringender Verdacht auf ein Bronchialkarzinom mit Rekurrensparese.

- **Beispiel 6:** Eine 57-jährige, langjährig kortisonbedürftige Patientin mit schwerem Asthma bronchiale kommt akut mit atemabhängigen, strikt lokalisierten Thoraxschmerzen links ventrolateral nach einem schweren Asthmaanfall. Beim Abtasten läßt sich über der V. Rippe links ein punktförmiger Druckschmerz auslösen: Verdacht auf eine Rippenfraktur (»Hustenfraktur«).

3.2.3 Wichtige technische Untersuchungen

3.2.3.1 Bildgebende Verfahren

Die älteste technische Methode ist die Röntgenuntersuchung der Thoraxorgane (*Thoraxaufnahme in zwei Ebenen*). Sie ist immer noch die Basis der bildgebenden Diagnostik, ihre Strahlenbelastung ist bei korrekter Durchführung gering. Die Beurteilung des Mediastinums und anderer Strukturen kann dabei aber schwierig sein: Dafür setzen wir heute die *Computertomographie* ein (Röntgentechnik, die horizontale Schnitte durch den Körper erlaubt). Die *Bronchographie* (Kontrastmitteldarstellung der Bronchien) wird heute weitgehend durch die Computertomographie ersetzt. Als sehr nützlich hat sich die *Sonographie* (Ultraschalluntersuchung) für pleuranahe Prozesse und Ergüsse erwiesen. Die Lungengefäßbahn ist nicht-invasiv durch die *Perfusionszintigraphie* zu untersuchen (radioaktive Darstellung der Pulmonalarterie), oft in Kombination mit einer Ventilationszintigraphie (radioaktive Darstellung des alveolären Volumens). Für spezielle Fragestellungen muß eine *Pulmonalisangiographie* durchgeführt werden (Angiographie der A.pulmonalis mit Röntgenkontrastmittel).

3.2.3.2 Lungenfunktionsdiagnostik

Die Lungenfunktionsanalyse soll dynamische (bewegliche) und statische Lungenvolumina, Atemströme (Flüsse), Atemwegswiderstände und Diffusionsparameter erfassen. Bei der *Spirometrie* werden die inspiratorische (VC) und forcierte exspiratorische Vitalkapazität (FVC), die Einsekundenkapazität (Tiffeneau-Volumen, FEV_1,) und mittels

Fluß-Volumen-Messung werden die maximalen exspiratorischen Flüsse (Peak-Flow, PEF) und bei 50 und 25% der VC (MEF_{50}, MEF_{25}) gemessen (*Abb. 40a–b*). Man kann heute mit Kleingeräten auch den *Atemwegswiderstand* bei Ruheatmung bestimmen (oszillatorische Resistance, Verschlußdruck-Resistance).

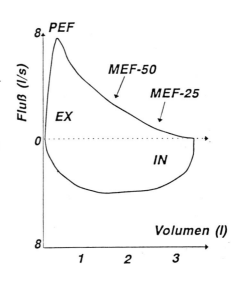

Abb. 40a *Pneumotachographisches Fluß-Volumen-Diagramm eines Gesunden. (X-Achse: Volumen, Y-Achse: Fluß)*
Präoperative Untersuchung bei einer 47-jährigen Frau, 170 cm groß, 62 kg schwer: Es werden inspiratorisch (IN) und exspiratorisch (EX) normale Volumina und Flüsse erreicht:
VC 3.6 l (102% des Sollwerts), FEV_1 3.25 l (110%), PEF 7.14 l/s (104%), MEF_{50} 4.0 l/s (96%), MEF_{25} 2.04 l/s (103%).

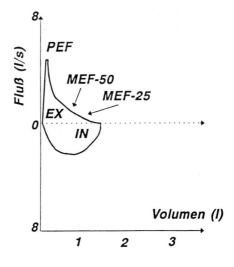

Abb. 40b *Pneumotachographisches Fluß-Volumen-Diagramm eines Patienten mit obstruktiver Atemwegserkrankung. (X-Achse: Volumen, Y-Achse: Fluß).*
Kontrolluntersuchung bei bekannter obstruktiver Atemwegserkrankung, 80-jähriger Mann, 170 cm groß, 79 kg schwer: Inspiratorisch (IN) und exspiratorisch (EX) liegen pathologische Werte vor, die für eine obstruktive Ventilationsstörung typisch sind:
VC_{in} 1.44 l (41% des Sollwerts), FVC 1.08 l (32%), FEV_1 0.96 l (38%), PEF 3.72 l/s (52%), MEF_{50} 0.72 l/s (20%), MEF_{25} nicht sicher meßbar.

Zur Messung des Residualvolumens (RV), der totalen Lungenkapazität (TLC) und zur genauen Messung des Atemwegswiderstandes (R_{aw}) verwendet man die *Ganzkörperplethysmographie.* Das RV als Maß für die Lungenüberblähung wird aus dem intrathorakalen Gasvolumen (ITGV) errechnet, R_{aw} aus dem Verhältnis von Alveolardruck und Atemwegsfluß bei Ruheatmung *(Abb. 41a–b).*

Wenn man den Patienten ein Gasgemisch mit bekannten Konzentrationen von Kohlenmonoxid, Helium und Luft einatmen läßt und anschließend die Konzentrationen dieser Gase im ausgeatmeten Gas bestimmt, kann die »Diffusion« für Kohlenmonoxid (D-CO) an-

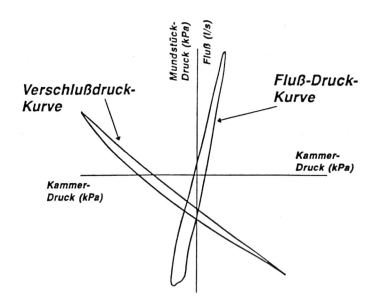

Abb. 41a *Ganzkörperplethysmographie eines Gesunden.* (**Fluß-Druck-Kurve:** *X-Achse: Druck im Plethysmographen, Y-Achse: Fluß am Mundstück;* **Verschlußdruckkurve:** *X-Achse: Druck im Plethysmographen, Y-Achse: Druck am verschlossenen Mundstück.*)
Abklärung einer Bronchitis, 33-jährige Frau, 181 cm groß, 64 kg schwer: Normale Flußdruckkurve, Atemwegswiderstand (R_{aw} 0.067 kPa/l/s). Die Verschlußdruckkurve zeigt ein Residualvolumen von 1.8 l (109% des Sollwerts).

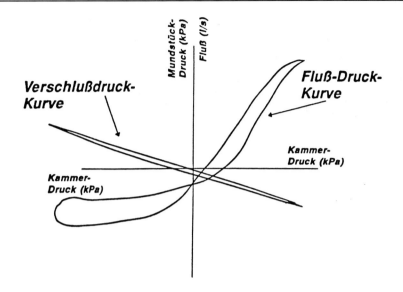

Abb. 41b *Ganzkörperplethysmographie eines Patienten mit obstruktiver Atemwegs-erkrankung.*
*(**Fluß-Druck-Kurve:** X-Achse: Druck im Plethysmographen, Y-Achse: Fluß am Mund-stück; **Verschlußdruckkurve:** X-Achse: Druck im Plethysmographen, Y-Achse: Druck am verschlossenen Mundstück.)*
Therapiekontrolle bei bekannter obstruktiver Atemwegserkrankung mit Emphysem, 60-jähriger Mann, 169 cm groß, 63 kg schwer. Es werden erhebliche Drucke benötigt, um einen geringen Fluß zu erzeugen: Atemwegswiderstand (R_{aw} 0.825 kPa/l/s). Die Verschlußdruckkurve ergibt ein Residualvolumen von 5.54 l (220% des Sollwerts).

nähernd genau gemessen werden. Dazu muß die Gasverteilung im Totraum und Alveolargas bekannt sein (»effektive Ventilation«). Da Helium nicht diffundieren kann, wird es zur Bestimmung der effekti-ven alveolären Ventilation verwendet, welche das Gasvolumen reprä-sentiert, aus welchem heraus die Diffusion des Kohlenmonoxids statt-findet.

Falls die körperliche Belastbarkeit bestimmt werden soll oder eine Be-lastungsatemnot abzuklären ist, wird eine *Ergospirometrie* durchgeführt: Unter definierter Belastung auf dem Fahrrad werden kontinuierlich die Atemgase (Sauerstoff, Kohlendioxid), das EKG und das ausgeatmete Volumen bestimmt und verrechnet. Man kann so die Grenzen der aeroben Arbeit (Spitzenbelastbarkeit) festlegen und die Ursachen einer respiratorischen, kardialen, zirkulatorischen oder metabolischen Leistungsminderung angeben.

Bei Verdacht auf ein überempfindliches Bronchialsystem kann ein Bronchospasmus durch *inhalative Provokation* mit z. B. Acetylcholin, Metacholin, Histamin oder Allergenlösung ausgelöst werden. Andererseits kann eine aktuell gefundene Atemwegswiderstandserhöhung durch ein bronchospasmolytisches Dosieraerosol behoben oder gebessert werden (*Bronchospasmolysetest*).

Ein wichtiges Lungenfunktionsgerät für den Patienten mit obstruktiver Atemwegserkrankung ist das *Peak-Flow-Meter*. Der Patient mißt

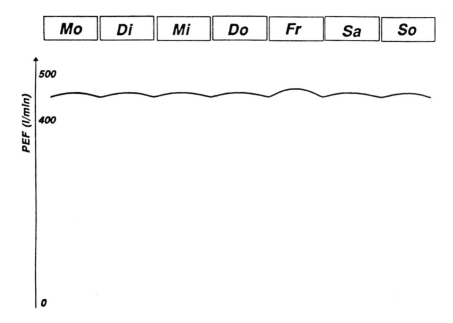

Abb. 42a *Peak-Flow-Diagramm eines Gesunden. Leichte tageszeitliche Schwankungen im PEF (Varianz unter 10%) auf hohem Niveau (< 400 l/min) sind normal.*

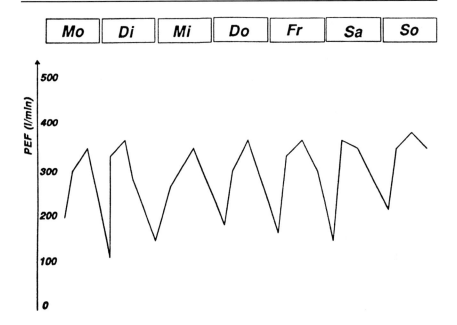

Abb. 42b *Peak-Flow-Diagramm eines Patienten mit Asthma. Erhebliche tageszeitliche Schwankungen des PEF auf niedrigerem Niveau als Zeichen für eine nicht kontrollierte obstruktive Atemwegserkrankung. Die Varianz liegt bei 60%. PEF-Werte unter 200 l/min sind mit einer erheblichen Verminderung der körperlichen Belastbarkeit verbunden.*

mehrfach täglich den exspiratorischen Spitzenfluß (PEF) und dokumentiert diesen in einer Wochenkurve (*Abb. 42a–b*). Aus Form und Verlauf dieser Kurve kann der Arzt bei der nächsten Konsultation wichtige Informationen über den Verlauf der Erkrankung erhalten und entsprechend reagieren.

Relativ neu ist die Möglichkeit, die *Kraft der Atempumpe* auch ambulant zu messen. Dazu wird kurz nach Beginn der Inspiration (0.1 s) in unregelmäßigen Abständen mehrfach ein Mundstück kurz verschlossen und der so entstehende Inspirationsdruck bestimmt ($P_{0.1}$). Sein Verhältnis zum maximalen Inspirationsdruck (Pi_{max}) ist ein gutes Maß für die Inspirationskraft und damit den Zustand der Atempumpe.

3.2.3.3   Blutgasanalyse

Bei allen Erstuntersuchungen und regelmäßig bei allen chronisch Lungenkranken sollen Blutgasanalysen durchgeführt werden, die den arteriellen Sauerstoffpartialdruck (P_aO_2), den Kohlendioxidpartialdruck (P_aCO_2) und den pH-Wert erfassen. Wir verwenden heute meist Blut aus »arterialisierten« Ohrläppchen, d. h. ein Ohrläppchen wird mit einer stark hyperämisierenden Salbe eingerieben und mittels Hämostilett anpunktiert. Ein Kapillarröhrchen genügt für die sofortige Analyse in den modernen Blutgasautomaten. Die Kenntnis des P_aO_2 und P_aCO_2 liefert uns wichtige Hinweise auf Art und Verlauf der Erkrankung: Eine *Hypoxämie* ($P_aO_2 \downarrow$) hat ihre Ursache in einer Lungenparenchym-Erkrankung, eine *Hyperkapnie* ($P_aCO_2 \uparrow$) in einer Störung der Atempumpe (s. o.). Für Daueruntersuchungen verfügen wir heute über die *Pulsoximetrie*. Sie bestimmt die Sauerstoffsättigung des Haemoglobins, z. B. im Finger oder am Ohrläppchen.

3.2.3.4   Allergiediagnostik

Beim Allergiker sind die Mastzellen der Bronchialschleimhaut reichlich mit IgE-Antikörpern besetzt. Kommt es beim Eindringen eines Allergens in die Schleimhaut zur Bindung an die membranständigen IgE-Antikörper, werden in Sekundenschnelle die präformierten Mediatoren (Botenstoffe, z. B. Histamin, z. B. Leukotriene) freigesetzt. Dadurch entstehen die bekannten allergischen Symptome: Hypersekretion eines zähen Bronchialschleims, Schleinhautödem und Bronchospasmus (IgE-vermittelte allergische Sofortreaktion). Weil bei der Therapie von Allergien die Allergenkarenz (Vermeiden des allergisierenden Stoffes) immer die effektivste Therapie darstellt, müssen die Allergene frühzeitig erkannt werden.

Bei *allergischem Asthma* suchen wir nach eingeatmeten Allergenen. Dazu dient die ausführliche Anamnese, der Hauttest, die IgE-Untersuchung im Blut des Patienten und ggf. auch eine inhalative Provokationsuntersuchung. Bei den *exogen allergischen Alveolitiden* wird das Allergen ebenfalls eingeatmet, es kommt aber zu einer völlig anderen immonologischen Überreaktion: Der Körper bildet IgG- und IgM-Antikörper, die am besten nicht im Hauttest, sondern serologisch im Blut nachgewiesen werden. Provokationstests werden bei diesen Krankheiten selten durchgeführt.

3.2.3.5 Endoskopie

Die *diagnostische Bronchoskopie* wird heute ambulant am wachen Patienten durchgeführt. Nach lokaler Betäubung des Gaumens, des Rachens und des Kehlkopfs (durch Lokalanästhetikaspray) sowie der Bronchien kann man völlig schmerzlos und fast ohne störenden Husten die Atemwege inspizieren und Proben entnehmen. Der Eingriff dauert etwa 10–15 min. Eine *therapeutische Bronchoskopie* soll Sekret oder Fremdkörper entfernen, Blutungen stillen oder Bronchienverschlüsse wiedereröffnen. Dazu kommen LASER-Strahlen, endobronchiale Afterloading-Bestrahlung und endobronchiale Stents (Platzhalter) zum Einsatz. Die therapeutische Bronchoskopie führt man mit starrem Bronchoskop in Allgemeinnarkose durch.

Bei der *diagnostischen Thorakoskopie* wird am wachen Patienten ein Pneumothorax angelegt und ein Interkostalraum mit der zugehörigen Pleura anästhesiert. Dann wird über einen Trokar ein starres Endoskop eingeführt. Damit läßt sich die Pleura parietalis und visceralis inspizieren und biopsieren. Nach dem Eingriff muß über das Thorakoskop oder eine Thorax Drainage der Pneumothorax wieder abgesaugt werden. Die *therapeutische Thorakoskopie* ist Aufgabe des Chirurgen: Über mehrere Zugänge werden videoassistiert Operationen an den Thoraxorganen durchgeführt.

3.3 ERKRANKUNGEN DER ATMUNGSORGANE

Alle Lungen- und Atemwegserkrankungen können hier nicht aufgeführt werden. Im Folgenden soll eine Auswahl der für die Atemtherapie wichtigsten Krankheitsbilder besprochen werden.

3.3.1 Obstruktive Atemwegserkrankungen

Allergisches oder endogenes Asthma und chronisch obstruktive Bronchitis sind die wichtigsten obstruktiven Atemwegserkrankungen. Meist muß man diese Untergruppen anhand der Anamnese und typischer Befunde unterscheiden; der Einfachheit halber werden sie hier gemeinsam besprochen.

Pathogenese

Man darf immer von einer vererbten Anlage (Disposition) und einer Umgebungsbelastung (Exposition) ausgehen. Beim *Bronchitiker* besteht die Disposition in einer angeborenen Schwäche des bronchialen Selbstreinigungsapparates (mukoziliäre Clearance), die durch Exposition gegen Schadstoffe oder durch Infekte verschlimmert wird. Luftschadstoffe (Rauch, Schwefelverbindungen, Ozon, Berufsstoffe, etc.), vor allem Zigarettenrauch führen zu einer chronischen Entzündung in den Atemwegen. Im Verlauf entsteht in etwa 20% der Fälle eine bronchiale Obstruktion, die sich immer als Belastungsdyspnoe äußert.
Beim *Asthmatiker* kann eine allergische Disposition vorliegen: Allergiker sind gegen Pollen, Tierhaarbestandteile, Schimmelpilzsporen oder Hausstaubmilben empfindlich. Eine Untergruppe von Allergikern leidet am sogenannten *Atopiesyndrom*: Atopisches Ekzem (»Neurodermitis«), Rhinitis, Sinusitis und Asthma bronchiale. Ein Teil der Atopiker hat auch Nahrungsmittelallergien am Darm. Bei *endogenem Asthma* scheinen Virusinfekte die wichtigste Rolle als Auslöser zu spielen. Typisch für Asthma ist die *bronchiale Hyperreaktivität*: Alle möglichen

Schwebestoffe in der eingeatmeten Luft (Passivrauchen!) führen durch diese unspezifische Überempfindlichkeit zu heftigen Asthmaanfällen bis hin zum Status asthmaticus. Eine Sonderform ist das *Exercise-Induced Asthma*: Durch Auskühlung der Atemwege bei der erforderlichen Hyperventilation nach maximaler körperlicher Belastung kommt es zum kurzdauernden Bronchospasmus.

Die Atemwegswiderstandserhöhung (R_{aw} ↑) führt zu vermehrter Atemarbeit, die Atempumpe kann bei Verschlimmerungen rasch ermüden. Das sichere Zeichen ist die Orthopnoe mit Einsatz der Atemhilfsmuskulatur (P_aCO_2 ↓). Da die Widerstandserhöhung nie gleichmäßig über alle Atemwege verteilt ist, werden verschiedene Lungenabschnitte unterschiedlich belüftet und durchblutet. Dieses V'/Q-Mißverhältnis führt immer zur Hypoxämie (P_aO_2 ↓).

Symptome

Die bronchiale Entzündung führt zu vermehrter Bronchialschleimproduktion (Hyper- und Dyskrinie), zu einem entzündlichen Ödem der Schleimhaut und zum Bronchospasmus. Der Patient hat einen trockenen (Asthma) oder einen produktiven Husten (Bronchitis) und eine anfallsweise (Asthma) oder kontinuierliche Atemnot (Bronchitis). Asthmatiker leiden unter nächtlichen Anfällen (2–4 Uhr) und unter Asthmaattacken durch Luftschadstoffe und Allergene. Hustenattacken und körperliche Belastung verstärken die Atemnot. Bei schweren Anfällen spricht man vom »Status asthmaticus«: Es kann sich eine lebensbedrohlicher Zustand entwickeln. Bronchitiker müssen sich am Morgen beim Aufstehen »einhusten« und ihre Hypersekretion bewältigen. Die Patienten berichten immer von auffälligen, pfeifenden Atemgeräuschen beim Husten. Atemnot tritt vorwiegend bei körperlicher Belastung auf.

Befunde

Bei der Perkussion liegen die Zwerchfelle tief, sind wenig beweglich, der Klopfschall ist laut, auskultatorisch findet man pfeifende Geräusche (Giemen, Pfeifen, Brummen). Man kann eine Zyanose und eine Orthopnoe mit Einsatz der Hilfsmuskulatur sehen. Die Atemfrequenz ist erhöht, das Exspirium kann verlängert sein. Oft sind die Patienten unruhig und ängstlich. Die Lungenfunktionsparameter sind typisch verändert: R_{aw} ist erhöht, FEV_1, MEF_{50}, MEF_{25}, FVC sind vermindert, RV vergrößert. Durch β_2-Mimetika-Inhalation läßt sich die akute Bronchospasmolyse überprüfen; bei fortgeschrittenen Leiden ist sie gering. Meist ist der P_aO_2 vermindert, bei Ermüdung der Atempumpe steigt der P_aCO_2 an. Die Peak-Flow-Kurven zeigen große Amplituden und weisen eine insgesamt fallende Tendenz auf. Anhand der Anamnese, Symptome und Befunde kann man die Erkrankung in einen geringen, leichten, mittleren und schweren Schweregrad einteilen, was für die Therapieentscheidung wichtig ist.

Therapie des Asthma bronchiale

Alle bekannten Auslöser der Erkrankung müssen erkannt und strikt vermieden werden (Passivrauchen!!). Ein **gelegentliches Asthma** muß nur beim Auftreten der (seltenen) Beschwerden behandelt werden; es genügt ein bronchospasmolytisches Dosieraerosol (DA) bei Bedarf (z. B. BEROTEC®, SULTANOL®, BRICANYL®, ZEISIN®) (β_2-Mimetika). Falls eine Allergie vorliegt, kann in der Expositionszeit eine Prophylaxe mit Cromoglycin (z. B. INTAL®) oder Nedocromil (z. B. TILADE®) durchgeführt werden.

Ein **leichtes Asthma** muß durch eine Dauertherapie in Kontrolle gehalten werden. Dazu dienen antientzündliche Kortikoid-DA (z. B. SANASTHMAX®, FLUTIDE®, PULMICORT®, INHACORT®) oder Cromone (INTAL®, TILADE®). Man gibt bronchospasmolytische DA bei Bedarf.

Ein **mittelgradiges Asthma** wird mit antientzündlichen DA und retardiertem Theophyllin (z. B. EUPHYLONG®, SOLOSIN®, BRONCHO-RETARD®, PULMI-DUR®) behandelt. Langwirkende β^2-Mimetika in oraler (z. B. BAMBEC®) oder inhalativer Form (z. B. FORADIL®, OXIS®, SEREVENT®) können hier sinnvoll sein. Kurzwirkende bronchospasmolytische DA gibt es weiterhin bei Bedarf.

Erst beim **schweren Asthma** kommen Kortison-Tabletten hinzu (z. B. ULTRALAN®, URBASON®, DELPHICORT®, DECORTIN®). Sekreto- oder

Mucolytika sind akut in hoher Dosierung oral oder i. v. wirksam, werden aber für eine Dauertherapie nicht empfohlen (z. B. FLUIMUCIL®, MUCOSOLVAN®). Bei Anfällen und lebensbedrohlichen Zuständen muß ein bronchienerweiterndes Mittel und Kortison parenteral gegeben werden. Oft sind Einweisungen in eine Intensivstation erforderlich.

Atemtherapie ist für alle Erkrankungsfälle eine wesentliche Säule der Therapie. Gleiches gilt für körperliche Aktivität (»Asthmasport«). Sie wird oft erst durch die richtige medikamentöse Behandlung ermöglicht.

Therapie der chronisch obstruktiven Bronchitis

In *leichten Fällen* mit geringer Belastungsdyspnoe werden β_2-Adrenergika-Dosieraerosole und/oder Anticholinergika-DA inhaliert. Bei *mittelgradiger* chronisch obstruktiver Bronchitis kommt zusätzlich Theophyllin zum Einsatz (Retardtheophyllin s. o.). In *schweren Fällen* mit Ruhedyspnoe wird orales Kortison in der Dauertherapie versucht; falls sich die Lungenfunktion verbessert, haben die Patienten eine bessere Prognose. Leider ist Kortison in $^2/_3$ der Fälle unwirksam. Es bleibt die Sauerstofflangzeittherapie (≥ 16 Std. tgl.), unter welcher die Lebenszeit verlängert wird. Bei akuter *Exazerbation* gibt man immer Antibiotika, β^2-Adrenergika und orales Kortison.

Prognose

Bei leichtem bis mittelgradigem *Asthma* ist die Lebenserwartung nicht eingeschränkt. Seit der Einführung der antientzündlichen Therapie kommt es erst sehr spät zum Cor pulmonale. Immer noch sind akute Todesfälle bei schwerem Asthma zu beklagen. Leider ist die Prognose der *chronisch obstruktiven Bronchitis* deutlich schlechter. Vor allem bei fortgesetztem Zigarettenrauchen wird sie therapieresistent und führt rasch zum Lungenemphysem und zum Cor pulmonale.

3.3.2   Bronchiektasie, Mukoviszidose

Pathogenese

Bronchiektasen sind Erweiterungen der Bronchien mit Unterbrechung des Selbstreinigungsapparates (mukoziliäre Clearance). Es sammeln sich große Sekretmengen, die sich bakteriell besiedeln und zu chronischen Entzündungen führen. Lungenentzündungen sind häufig, eine obstruktive Bronchitis tritt später immer hinzu. Bei der Mukoviszidose führt eine vererbte Störung der Schleimbildung zu extrem zähem Sekret, es entwickeln sich immer Bronchiektasen (neben anderen Störungen an z. B. den Schweißdrüsen, am Darm und an der Bauchspeicheldrüse).

Symptome

Neben den Beschwerden einer obstruktiven Atemwegserkrankung kommt ein schwerer produktiver Husten hinzu. Es werden mehrfach täglich auffällig große, gelb-grün gefärbte, evtl. übelriechende Schleimmengen abgehustet. Meist besteht eine Belastungsdyspnoe, in fortgeschrittenen Stadien eine Ruhedyspnoe.

Befunde

Man findet meist alle Zeichen einer obstruktiven Atemwegserkrankung. Zusätzlich zeigt sich ein umschriebenes mittel- bis großblasiges Rasseln mit Knackgeräuschen. Oft werden die Vibrationen der Atemwege in die Thoraxwand fortgeleitet.

Therapie

Man muß konsequent die Schleimmassen entfernen, um die mukoziliäre Clearance wiederherzustellen. Wenn der Nährboden für Bakterien entfernt werden kann, ist die Entzündung in Kontrolle zu halten. Dazu dienen neben den krankengymnastischen Methoden Sekreto- oder Mukolytika (z. B. MUCOSOLVAN®, FLUIMUCIL®). Eine neue Möglichkeit, die Schleimviskosität effektiv zu reduzieren, ist der Einsatz von DNAse-Präparaten. Oft ist eine interne (Flutter, s. S. 247) oder externe

Perkussion dabei hilfreich. Antibiotika sind häufig notwendig. Bei obstruktiver Ventilationsstörung gibt man Theophyllin und β_2-Mimetika-DA.

Prognose

Je nach Ausprägung der Bronchiektase kommt es früher oder später zum Cor pulmonale. Durch die moderne Therapie erreichen bei Mukoviszidose die meisten Kinder das Erwachsenenalter.

3.3.3 Lungenemphysem

Pathogenese

Meist ist das Lungenemphysem die Folge einer chronisch obstruktiven Bronchitis und des Zigarettenrauchens. Selten ist die vererbte Minderproduktion des α1-Antitrypsins. Die chronische Inspirationsstellung des Thorax vermindert die Kraft der Atempumpe, die deshalb schnell ermüdet.

Symptome

Die Patienten können alle Zeichen der obstruktiven Atemwegserkrankungen aufweisen, auffällig ist jedoch die ausgeprägte Verminderung der körperlichen Belastbarkeit. Der »blue bloater« liegt apathisch und zyanotisch im Bett, der »pink puffer« kämpft unter Einsatz der Atemhilfsmuskulatur mit der Atemnot.

Befunde

Die Lunge ist groß, der Thorax faßförmig, die Zwerchfelle stehen tief und bewegen sich wenig, man sieht Emphysemkissen in der Supraklavikulärgrube. Oft ist der Atemwegswiderstand nur gering erhöht, die Flüsse sind aber stark reduziert (PEF $\downarrow$, MEF_{50} $\downarrow$, MEF_{25} $\downarrow$, FEV_1 $\downarrow$) und die Lunge überbläht (RV $\uparrow$). »Blue bloater« haben häufig eine Hypoxämie und Hyperkapnie, »pink puffer« haben oft noch normale P_aCO_2-Werte. Der sichere Nachweis eines Lungenemphysems gelingt nur durch Computertomographie. Oft werden so bullöse Areale sichtbar.

Therapie

Ein Emphysem kann nicht mehr kausal behandelt werden (allenfalls durch Volumenreduktions-Chirurgie, durch Bulla-Resektion oder durch Lungentransplantation). Antiobstruktive Medikamente (s. »Obstruktive Atemwegserkrankungen«) werden das Fortschreiten verlangsamen. Es gilt ein striktes Rauchverbot! Im seltenen Fall eines α1-Antitrypsinmangels kann dieser fehlende Serumfaktor durch regelmäßige Transfusion ersetzt werden. Infekte der Atemwege müssen konsequent und rasch bronchospasmolytisch, sekretolytisch und antibiotisch behandelt werden. In fortgeschrittenen Stadien kann eine Sauerstofflangzeittherapie (>16 Std. tgl.) nützlich sein.

Prognose

Das Lungenemphysem führt relativ rasch zum Cor pulmonale, welches die eigentliche Todesursache ist.

3.3.4   Pleura-, Thoraxwand- und Zwerchfellerkrankungen

Darunter kann man Krankheiten zusammenfassen, die die Atempumpe direkt beeinträchtigen, wie z. B. fibrinöse und exsudative Pleuritis, Pleuraschwielen, Thorax- und Brustwirbelsäulen-Deformitäten, Phrenikusparese mit Zwerchfellähmung.

Pathogenese

Bei entzündlichen und malignen Pleuraveränderungen kann es zu einer Fesselung der Lunge kommen, fibrinreiche Ergüsse werden narbig organisiert. Bei angeborenen oder erworbenen Skelettdeformitäten werden die Lungen asymetrisch belüftet: Häufig korrespondiert mit einer kleinen (restriktiven) Lunge eine große (überblähte), die zusätzlich eine obstruktive Bronchitis aufweist. Neurologische Störungen der

Zwerchfellfunktion hemmen die Atempumpe direkt, z. B. die Phrenikusparese oder neuromuskuläre Erkrankungen.

Alle Beeinträchtigungen der Atempumpe können nur zeitweilig durch die intakten Abschnitte dieses Apparates kompensiert werden. Langfristig ermüden die überlasteten Anteile, und die Atempumpe dekompensiert: Die Folge ist immer eine Hyperkapnie ($P_aCO_2 \uparrow$). Ein Teil der Grundkrankheiten hat schon die Gasaustauschfläche der Lunge reduziert und so zu einer Hypoxämie, zumindest unter Belastung geführt ($P_aO_2 \downarrow$).

Symptome

Pleuraprozesse sind oft mit atemabhängigen Schmerzen verbunden, ein Pleuraerguß führt zu Atemnot in Ruhe, oft auch zu trockenem Husten. Atemnot unter Belastung ist ein frühes Symptom aller Erkrankungen.

Befunde

Je nach Grunderkrankung lassen sich sehr typische körperliche und technische Befunde erhalten, die eine sichere Diagnose erlauben. Immer sind die statischen Volumina der Lungenfunktion, meist der Gasaustausch vermindert. Wichtig ist hier die Messung der Kraft der Atempumpe ($P_{0.1}$ und Pi_{max}).

Therapie

Die Grunderkrankungen erfordern eine sehr unterschiedliche Behandlung. Während Pleuraerkrankungen oft gut kausal behandelt werden können, resultieren bei den anderen Krankheiten bleibende Funktionsstörungen. Direkte Ausfälle in der Atempumpe müssen durch ambulante Beatmung behoben werden.

Prognose

Insbesondere schwere Kyphoskoliosen entwickeln langfristig ein Cor pulmonale. Zwerchfellähmungen schwächen die Atempumpe und führen schnell zur respiratorischen Partialinsuffizienz ($P_aCO_2 \uparrow$).

3.3.5 Erkrankungen des Lungen-parenchyms

3.3.5.1 Pneumonie

Pathogenese

Wir unterscheiden ambulant erworbene Pneumonien (d. h. in der allgemeinen Umwelt erworben) von nosokomialen Pneumonien (d. h. im Krankenhaus erworben). Patienten mit *ambulant erworbener Pneumonie* haben seltener schwere Grundkrankheiten (z. B. Herzinsuffizienz) und sind mit weniger problematischen Keimen infiziert (in 70% der Fälle Pneumokokken: Streptococcus pneumoniae). Die Patienten mit *nosokomialen Pneumonien* haben meist schwere Grundkrankheiten (z. B. nach Operation, Patienten unter Beatmung, Patienten mit Leukämien und Lymphomen, Transplantierte) und sind mit problematischen Keimen infiziert (z. B. Staphylokokken, Streptokokken, Darmbakterien, Pilze, Viren).

Das entzündliche Infiltrat in der Lunge führt zu einem erheblichen V'/Q-Mißverhältnis ($P_aO_2 \downarrow$). Bei pulmonalen Vorerkrankungen ermüdet die nun erforderliche Ventilation zusätzlich die Atempumpe ($P_aCO_2 \uparrow$).

Symptome

Die »typische Pneumonie« mit den klassischen Symptomen ist die Pneumokokken-Pneumonie, anfangs trockener, später produktiver Husten mit rötlichem Auswurf, Schüttelfrost mit Kontinua-Fieber, Ruhedyspnoe, Zyanose, Thoraxschmerzen; Allgemeinsymptome sind Müdigkeit bis Somnolenz, Gliederschmerzen, Inappetenz. Unter korrekter Therapie entfiebern die Patienten am dritten Tag, sind aber etwa 10 Tage schwer krank.

Befunde

Feinblasige Rasselgeräusche sind über einem umschriebenen Lungenabschnitt auszukultieren, man findet evtl. dort eine Dämpfung, es kann ein Pleuraerguß hinzukommen. Das Röntgenbild liefert die sichere Diagnose. Die Lungenfunktionsparameter VC, TLC und D-CO sind eingeschränkt, oft kommt eine leichte Obstruktion hinzu. Es besteht eine Hypoxämie ($P_aO_2 \downarrow$). Bei der ambulant erworbenen Pneumonie genügen diese typischen Befunde, um die Diagnose zu stellen und eine Therapie zu beginnen. Bei allen nosokomialen Pneumonien wird jedoch ein energischer Bakteriennachweis (Sputum, Bronchialsekret, Blutkultur, bronchoalveoläre Lavage, transthorakale Punktion, Lungenbiopsie) versucht, oft gelingt ein indirekter Bakteriennachweis über die sich entwickelnden Antikörper im Patientenblut. Als wichtige Laborparameter seien die Erhöhung von BSG und CRP, die Leukozytose und die Erhöhung aller Akutphasenproteine erwähnt.

Therapie

Bei der gezielten antibiotischen Therapie ist die Antibiotika-Sensibilität des Erregers bekannt. Meist allerdings wird man kalkuliert behandeln müssen, d. h. man kann aufgrund der Patientendaten (Grundkrankheit, ambulante oder nosokomiale Pneumonie) einen Erreger und seine Antibiotika-Sensibilität vermuten. Neben der Antibiose spielen die richtige Pflege und supportive Therapie (Ernährung, Sekretolyse, Sauerstoffgabe etc.) ebenso wie die Atemtherapie eine entscheidende Rolle für den Ausgang der Erkrankung.

Prognose

Man kann Pneumonien gut behandeln, dennoch sterben überraschend viele, insbesondere ältere oder immunsupprimierte Patienten auch heute noch an einer Pneumonie.

3.3.5.2 Lungentuberkulose

Pathogenese

Durch Inhalation von Mykobakterien (Anhusten, frische Aerosole) kann man eine Infektion erleiden. Etwa 6–8 Wochen nach der Infektion läßt sich im Hauttest eine zelluläre Immunität gegen Mykobakterien nachweisen (positiver Tuberkulintest). Nur bei schwacher Immunitätslage wird sich jedoch eine Tuberkulose*krankheit* entwickeln, über

95% erkranken dank gut funktionierender Körperabwehr *nicht.* Je nach Verlauf kann eine tuberkulöse Pleuritis, eine infiltrative oder kavernöse Lungentuberkulose entstehen, es können die Hiluslymphknoten einbezogen werden. Eine schwere Erkrankung ist die Miliartuberkulose nach hämatogener Aussaat der Mykobakterien ins Blut.

Symptome

Die klassischen Symptome der Lungentuberkulose sind: Subfebrile Temperatur, Nachtschweiß, Husten, Müdigkeit. Heute finden wir viele nahezu asymptomatische Patienten.

Befunde

Die Diagnose wird aufgrund der Anamnese und der Symptome vermutet. Der Tuberkulin-Hauttest erhärtet den Verdacht, das Röntgenbild des Thorax zeigt die Lokalisation. Der endgültige Nachweis muß durch Mykobakterien-Kulturen aus Sputum, Magennüchternsekret, Bronchialsekret oder Lungenbiopsie (evtl. Pleurapunktat, Pleurabiopsie) erbracht werden.

Therapie

Die Standardtherapie dauert sechs Monate. In den ersten beiden Monaten werden wenigstens vier tuberkulozide Medikamente gegeben (z. B. Isoniazid® + Rifampicin + Pyrazinamid + Ethambutol), in den folgenden Monaten eine Zweifachkombination (Isoniazid® + Rifampicin).

Infektionsprophylaxe

Bei einer Lungentuberkulose ist man durch infektiöse Aerosole gefährdet. Man wird diese also durch häufiges Lüften der Räume reduzieren und sich mit einem frischen Mundschutz versehen. Eine Schmierinfektion durch Hautkontakt ist bei der Lungentuberkulose praktisch unmöglich, kann jedoch bei z. B. tuberkulösen Wunden eine Rolle spielen. Ansteckend ist immer nur der selbst Erkrankte (oder die mit infektiösem Aerosol versetzte Luft in seinem Zimmer), nie eine Pflegeperson oder Gebrauchsgegenstände.

Prognose

Über 98% aller Lungentuberkulosen werden heute ausgeheilt und bleiben rezidivfrei. Patienten mit schlechter Immunitätslage (Immunsuppression, Alkoholismus, HIV-Infektion) können aber auch heute noch bleibende Schäden zurückbehalten oder an einer TBC sterben.

3.3.5.3 Interstitielle Lungenkrankheiten

Mit diesem Überbegriff wird eine sehr inhomogene Gruppe von Erkrankungen beschrieben, deren Ursachen teilweise unbekannt sind. Allen gemeinsam ist eine chronische Entzündung des Lungenbindegewebes. Als wichtigste Vertreter seien die Lungensarkoidose, die exogen-allergische Alveolitis, die Lungenbeteiligung bei Kollagenosen, die Staublungen (Pneumokoniosen) und die idiopathische Lungenfibrose genannt.

Pathogenese

Durch einen (oft unbekannten) entzündlichen Stimulus entsteht eine Alveolitis, d. h. eine Entzündung des Lungenbindegewebes oder Interstitiums. Dadurch werden bestimmte Bindegewebszellen (z. B. Fibroblasten) zu Reparaturversuchen aktiviert, und diese bilden ungezielt und über die ganze Lunge verteilt kleine Narben: Man spricht von Fibrogenese. Eine fortschreitende Fibrogenese durch z. B. weitere entzündliche Stimulation endet in der Lungenfibrose. Alle interstitiellen Lungenkrankheiten gehen mit einem V'/Q-Mißverhältnis und somit einer Hypoxämie ($P_aO_2 \downarrow$) einher. Außerdem wird die Lunge durch die Fibrogenese steifer, d. h. die Atemarbeit wird größer. Die Lunge schrumpft, d. h. der Thorax wird in Exspirationsstellung gezwungen und die Atemzüge werden sehr klein. Hinzu kommt ein pathologisch gesteigerter Hustenreflex bei ineffektivem Hustenstoß.

Symptome

Die Krankheiten beginnen mit trockenem Hüsteln und Belastungs-dyspnoe. Später entwickeln sich oft quälende Hustenattacken und Ruhedyspnoe. Manchmal kommen Thoraxschmerzen hinzu. Die Hypoxämie führt zu Schlaf- und Konzentrationsstörungen.

Befunde

Bei Alveolitiden kann man ein sehr feines Knistern auskultieren (Sklerosiphonie), später hört man Quietschen und Knarren (pleurana-he Narben). Die Zwerchfelle stehen hoch und sind kaum beweglich. Der Patient ist zyanotisch und kann Trommelschlegelfinger und Uhr-glasnägel entwickeln. Früh sind die Lungenfunktionsprüfung (VC $\downarrow$, TLC $\downarrow$, D-CO $\downarrow$) und die Blutgasanalyse ($P_aO_2 \downarrow$, P_aCO_2 normal) unter Belastung auffällig. Die körperliche Belastbarkeit (Sauerstoffaufnahme) wird durch die Diffusionsstörung schon bei niedriger Leistung begrenzt. Man findet meist erst in Spätstadien typische Röntgenbefunde; High-Resolution-CT-Technik kann schon früher wichtige Hinweise geben.

Manche Erkrankungen lassen sich durch Antikörpernachweis im Blut sichern. Man wird die Diagnose jedoch meist durch eine Lungenbiopsie histologisch sichern. Die bronchoalveoläre Lavage dient dem Nachweis von Entzündungszellen und erleichtert Prognosestellung und Therapieentscheidung.

Therapie

Wenn die auslösenden Stimuli bekannt sind, müssen sie konsequent gemieden werden. Alveolitiden, d. h. frühe Erkrankungsstadien sprechen gut auf eine Kortisontherapie an. Bei späteren Stadien (Fibrose) wird eine stärkere, dauerhafte Immunsuppression versucht; die Erfolge sind mäßig. Die Hypoxämie unter Belastung führt rasch zur Immobilität; diese Patienten sollen mit transportablen Flüssigsauerstoff-Systemen versorgt werden. Für immobile Patienten werden Sauerstoffkonzentratoren eingesetzt. Ausgewählte Patienten kommen für eine Lungentransplantation in Betracht.

Prognose

Während die Prognose von Sarkoidose, früh erkannter exogen-allergischer Alveolitis und Pneumokoniose meist günstig ist, führen insbesondere die idiopathischen Lungenfibrosen rasch zum terminalen Rechtsherzversagen.

3.3.6 Erkrankungen der Lungen- blutgefässe

Pathogenese

Die häufigste Störung der Lungenperfusion ist die Lungenembolie: Es wird ein Areal durch das Blutgerinnsel abrupt verschlossen, in der ganzen Lunge steigt durch Mediatorstoffe der Gefäßwiderstand rapide an. Wir sprechen von einer (sekundären) pulmonalen Hypertonie. Diese kann die rechte Herzkammer akut oder chronisch zum Versagen bringen (akutes oder chronisches Cor pulmonale). Sehr selten ist die primäre pulmonale Hypertonie. Alle Verschlüsse von Lungenblutgefäßen oder Drucksteigerungen führen zu einem V'/Q-Mißverhältnis, d. h. zur Hypoxämie ($P_aO_2 \downarrow$). Anfangs wird kompensatorisch hyperventiliert ($P_aCO_2 \downarrow$), überraschend spät kommt es zum Atempumpversagen ($P_aCO_2 \uparrow$). Wenn eine unerkannte Emboliequelle weiter streut, kommt es zu Rezidiven, die zum chronischen Cor pulmonale führen.

Symptome

Bei akuter Lungenembolie hängt es von der Größe des Embolus und der Intensität der Mediatorfreisetzung ab, ob sich ein blandes Krankheitsbild oder ein lebensbedrohlicher Schock entwickelt. Im Vordergrund steht die weitgehend fehlende körperliche Belastbarkeit mit Hyperventilation und Zyanose. Es kann Hustenattacken geben. Der periphere arterielle Blutdruck ist erniedrigt, der Puls hoch.

Befunde

Die Diagnose wird durch Blutgasanalyse, Nachweis der Rechtsherzbelastung im EKG, Messung des Druckes in der Pulmonalarterie (Rechtsherzkatheter, Doppler-Echokardiographie) und Darstellung der Lungenembolie (szintigraphisch oder angiographisch) gestellt. Besonders wichtig ist die Suche nach der Emboliequelle (Beinvenen-Sonographie, Phlebographie).

Therapie

Beinvenenthrombosen sollen primär verhindert werden (Thromboseprophylaxe-Maßnahmen). Emboliequellen sind zu sanieren, evtl. durch Implantation eines Vena-cava-Schirmchens. Embolien in der Lunge können aufgelöst (Fibrinolysetherapie) oder operiert werden (akute Thrombektomie, späte Thrombendarteriektomie). Meist wird man eine Antikoagulation (mit Heparin oder Cumarinen) durchführen. Sauerstoffgabe senkt den Pulmonalarterienwiderstand etwas, Medikamente sind in ihrer chronischen Wirkung sehr umstritten. Ein Cor pulmonale kann zwar nicht körperlich trainiert werden, dennoch sind Maßnahmen zur Erhaltung der Mobilität wichtig.

Prognose

Abhängig vom akuten Anstieg des Pulmonalarteriendruckes kann es zum akuten Herzversagen kommen. Rezidivierende Embolien oder Folgezustände schwerer Embolien führen zum chronischen Cor pulmonale.

3.3.7   Cor pulmonale

Lungenembolien und chronische Hypoxämien bei fortgeschrittenen Lungenerkrankungen führen zur Rechtsherzbelastung mit Hypertrophie, zum chronischen Cor pulmonale. Dieses tritt bei obstruktiven Atemwegserkrankungen relativ früh, bei interstitiellen Lungenkrankheiten eher spät auf. Es handelt sich um das Endstadium dieser Erkrankungen. Die medikamentöse Therapie kann das Leiden erleichtern und zusammen mit krankengymnastischen Maßnahmen die Motilität auf niedrigem Niveau erhalten. Das dekompensierte Cor pulmonale ist eine häufige Todesursache.

3.3.8   Maligne Erkrankungen

Pathogenese

Bronchialkarzinome sind die häufigste Tumorart der Lunge, Pleuramesotheliome sind seltener. In über 90% aller Fälle sind äußere Ursachen dafür bekannt, wie das Rauchen beim Bronchialkarzinom und Asbestbelastung beim Mesotheliom. Durch das fortgeschrittene Bronchialkarzinom kommt es zu Bronchienverschlüssen mit (Retentions-)Pneumonie, zu Lymphknoten- und zu Fernmetastasen.

Symptome

Ein frühes, aber unspezifisches Symptom des Bronchialkarzinoms ist der therapierefraktäre Husten, evtl. mit Hämoptysen. Es gibt leider keine zuverlässigen Frühsymptome des Pleuramesothelioms. Spät treten Schmerzen (Tumorinfiltration in die Thoraxwand, Knochenmetastasen) oder Atemnot (Bronchusverschluß, Pleuraerguß) auf. Gewichtsverlust, Rekurrensparese, Phrenikusparese oder obere Einflußstauung sind ebenso späte Zeichen eines nicht mehr kurierbaren Tumorleidens.

Befunde

Die Diagnose wird durch Endoskopie mit Probenentnahme gestellt. Dann muß durch Festlegung der Tumorgröße, Untersuchung der Lymphabflußbahnen und der möglichen Metastasierungsorte das Tumorstadium (z. B. nach T-N-M-Schema) festgelegt werden. Aufgrund der Stadieneinteilung wird die Therapieentscheidung getroffen.

Therapie

Wenn möglich wird das nicht-kleinzellige Bronchuskarzinom und das Mesotheliom kurativ operiert. Kleinzellige Karzinome werden primär chemotherapiert. Leider sind etwa 90% der Patienten in einem nicht mehr operablen Tumorstadium; dann muß versucht werden, durch eine kombinierte Chemo-Strahlen-Therapie den Tumor zeitweise zurückzudrängen. Bei jeder Thorakotomie, insbesondere vor lungenverkleinernden Operationen, ist besonderes Augenmerk auf die Funktion des noch verbleibenden Lungenparenchyms zu richten. Postoperativ steht die antiobstruktive Therapie zur Verhinderung des Cor pulmonale im Vordergrund.

Prognose

Nur kurativ operierte Patienten haben eine 50%-ige Aussicht auf eine Fünfjahresheilung. Alle anderen Therapieformen dienen der Verbesserung des aktuellen Zustandes und erreichen etwa eine 30%-ige Dreijahres-Rezidivfreiheit. Patienten mit nicht behandeltem kleinzelligem Bronchialkarzinom haben eine (mediane) Überlebenszeit von sechs Monaten.

3.4 LITERATUR

N. KONIETZKO, H. WENDEL, B. WIESNER (Hrsg.) (1995): *Erkrankungen der Lunge.* Walter de Gruyter, Berlin – New York.

R. FERLINZ (Hrsg.) (1994): *Pneumologie in Praxis und Klinik.* Georg Thieme Verlag, Stuttgart – New York.

TEIL 4

WOLFGANG SIEGFRIED/CHRISTOPH MÖLLER
unter Mitarbeit von HILLA EHRENBERG

DAS SCHLAFAPNOE-SYNDROM

Diagnostik und Therapie

SYMBOLE UND ABKÜRZUNGEN

APNOE AI . . Apnoe-Index = Anzahl der Schlafapnoen/Std. Schlaf

BIPAP . . . . . . Bi-level-positive airway pressure = kontinuierlicher positiver Atemwegsdruck mit zwei getrennt einstellbaren Druckniveaus

n CPAP . . . . Nasal continous airway pressure = nasale kontinuierliche Überdruckbeatmung

OSAS . . . . . . Obstruktive Schlafapnoe

REM . . . . Rapid eye movement = schnelle Augenbewegung

REPAP . . . . . Reduced expiratory positive airway pressure = reduzierter exspiratorischer positiver Atemwegsdruck

SBAS . . . . . . Schlafbezogene Atmungsstörung

SIDS . . . . Sudden infant death syndrome = Syndrom des plötzlichen Kindstodes

4.1   EINFÜHRUNG

Atmungsstörungen, die im Schlaf auftreten, wurden in den letzten Jahrzehnten beschrieben. Zur *Information* der atemtherapeutisch tätigen Krankengymnasten/Physiotherapeuten werden Diagnostik und Therapie der schlafbezogenen Atmungsstörungen (SBAS) in einfacher Form beschrieben.

Der Schlaf ist ein Zustand anderer Organaktivität als der Wachzustand. Dabei werden sog. *Schlafzyklen* unterschieden. Ein Schlafzyklus ist in fünf Stadien gegliedert. Die Stadien eins bis vier sind durch zunehmende Schlaftiefe gekennzeichnet. Das fünfte Stadium ist der Tiefschlaf, der durch schnelle Augenbewegungen = »rapid eye movements« charakterisiert ist und kurz mit REM bezeichnet wird. Ein Schlafzyklus dauert ca. neunzig Minuten. In einer Nacht von sieben Schlafstunden werden daher fünf bis sechs Schlafzyklen durchschlafen.

Während des Schlafes kann es für einige Sekunden zum Atemstillstand kommen, was als *Atempause = Apnoe* bezeichnet wird. Eine Anzahl von

Apnoe-Phasen ist also physiologisch und tritt vornehmlich im REM-Schlaf auf. Beim Erwachsenen müssen Apnoe-Phasen dann beachtet und *als Erkrankung gewertet werden, wenn sie länger als zehn Sekunden dauern und innerhalb einer Stunde öfter auftreten.*

Drei Formen von Schlafapnoen werden unterschieden:

- die *zentrale Schlafapnoe*, bei der das Gehirn die Muskeln – vor allem die Atemmuskeln – erschlaffen läßt und die Atmung still steht
- die *obstruktive (verstopfende) Schlafapnoe*, bei der während der Einatmung Zunge und weicher Gaumen in den Rachen gezogen werden und die oberen Atemwege einengen
- die *gemischte Schlafapnoe*, bei der eine Kombination von zentraler und obstruktiver Schlafapnoe besteht.

4.2 DEFINITION UND DIAGNOSTIK

Seit Beginn dieses Jahrhunderts sind nicht nur in der medizinischen Literatur zahlreiche Krankheitsbilder beschrieben worden, die durch eine Störung von Schlaf und Atmung gekennzeichnet waren. So hat BURWELL (1956) mit der Definition PICKWICK-SYNDROM zum ersten Mal einen logischen Zusammenhang hergestellt zwischen dem Auftreten von Übergewicht, starker Tagesmüdigkeit und erhöhtem Kohlendioxid im Blut.

Das PICKWICK-SYNDROM wurde nach der detaillierten Beschreibung von CHARLES DICKENS in seiner seit 1836 herausgegebenen Serie »posthumous papers of the PICKWICK-CLUB« benannt. Er schildert den jungen Joe, der die meiste Zeit mit Essen und Schlafen verbrachte, ein rotes Gesicht hatte, im Schlaf laut schnarchte, Muskelzuckungen hatte und schwer erweckbar war (mod. nach PIRSING, 1988).

Es dauerte noch einige Jahre, bis man bei diesen Patienten Atemstörungen während des Schlafes als den Krankheitsmechanismus erkannte. In der Zwischenzeit sind eine ganze Reihe von Krankheitsbildern beschrieben worden, die als schlafbezogene Atmungsstörungen (SBAS) bezeichnet wurden, z. B. das alveoläre Hypoventilations-Syndrom, das Obesity-Hypoventilations-Syndrom sowie die Schlafapnoe-Syndrome (GUILLEMINAUT et al., 1973, 1978).

In weit über 90% aller Fälle liegt ein obstruktives Schlafapnoe-Syndrom (OSAS) vor bzw. Mischformen zwischen zentralen und obstruktiven Schlafapnoen. Von OSAS spricht man, wenn die Aktivierung der Muskeln, die für das Offenhalten der Atemwege im weichen Gaumen und Zungengrund verantwortlich sind, unterbleibt. Diese Partien werden beim Einatmen in Richtung der Luftröhre gezogen und verstopfen (obstruieren) die oberen Atemwege (*Abb. 43–44*).

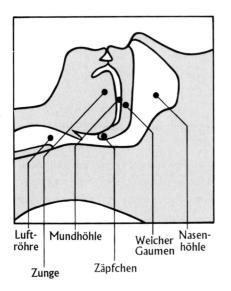

Luft- | Mundhöhle | Weicher | Nasen-
röhre | | Gaumen | höhle

Zunge | Zäpfchen

Abb. 43 *Atemwege im Bereich von Nasenhöhle, Mundhöhle und Luftröhre.*

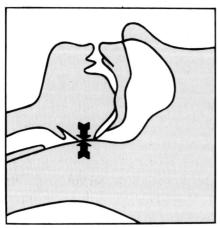

Abb. 44 *Stelle der Einengung im Rachen.*

Auch der inkomplette Kollaps der Atemwege bei der Einatmung, das obstruktive Schnarchen, hat Auswirkungen auf die Lebensqualität und Leistungsfähigkeit der Patienten und darf in seiner Bedeutung nicht unterschätzt werden. Oft ist das obstruktive Schnarchen ein Vorstadium des Schlafapnoe-Syndroms, und auch beim manifesten obstruktiven Schlafapnoe-Syndrom wird üblicherweise ein komplettes und ein inkomplettes Kollabieren der oben genannten Atemwege in Kombination miteinander gefunden.

Wie bereits erwähnt, treten Apnoe-Phasen auch während des normalen Schlafes auf. Im REM-Schlaf kommt es außer den Apnoe-Phasen auch zu einer Minderung von Tonus und Aktivität der restlichen Muskulatur, verbunden mit einem stark reduzierten Atemantrieb. Erst ein Apnoe-Index (AI), d. h. die Anzahl der Apnoen pro Stunde Schlaf, über 10 ist als ein krankhafter Apnoe-Befund anzusehen. Bei einem AI größer als 20 sind die Lebenserwartungen der Betroffenen schon deutlich reduziert. Ein schweres Schlafapnoe-Syndrom liegt bei einem AI über 35/Std. vor. Hierbei zeigt sich eine deutliche Zunahme von koronarer Herzkrankheit, Apoplexie, arterieller Hypertonie und Hypersomnie (Schläfrigkeit im Tageslauf). Die erhöhte Mortalität dieser Patienten ist z. T. auch durch das vermehrte Auftreten von Unfällen infolge der Tagesmüdigkeit zu erklären.

Die sichere Diagnose der schlafbezogenen Atemstörungen wird mit einem »ambulanten Diagnosegerät«, das den Patienten zur Nachtableitung der Apnoe-Phasen angelegt wird, ermittelt.

Von der Schlafapnoe sind vorwiegend Männer der mittleren Jahrgänge (40–60-Jährige) und weniger Frauen betroffen. Der Grund, warum mehr Männer unter der Schlafapnoe leiden und weniger Frauen, ist derzeit noch nicht bekannt.

Im Gegensatz zu den physiologisch auftretenden Apnoen im REM-Schlaf der Gesunden entsteht bei SBAS-Patienten eine folgenschwere Auswirkung auf den gesamten Nachtschlaf. Es kommt nicht zu einer spontanen Beendigung der Apnoe bei unveränderter Schlafstruktur, sondern zu einer Alarmreaktion des Körpers mit Teilerwachen der Patienten und somit zu einem »Auftauchen aus tieferen Schlafstadien« für meist nur 3–8 Sekunden, bevor es oft in rhythmischer Weise zu dem nächsten »Tiefschlafversuch« kommt, der dann erneut durch eine Apnoe beendet wird.

Bei vielen Patienten, die sich zur Erstdiagnostik vorstellen, hat schon der Ehepartner wegen des lauten und regelmäßigen Schnarchens das gemeinsame Schlafzimmer verlassen. Bei unbehandelter Schlafapnoe ist neben einem Karriereknick durch Konzentrationsstörungen und intellektuellem Leistungsabfall auch zusätzlich eine familiäre Isolation durch erhöhtes Schlafbedürfnis und Wesensveränderung zu beobachten.

Nur ein kleiner Teil der Patienten hat durch die häufigen nächtlichen Atemstillstände auch im Wachzustand eine verminderte Empfindlichkeit des Atemzentrums, auch verminderten Sauerstoffgehalt oder erhöhten Kohlendioxidgehalt im Blut. Besteht jedoch bei sonst lungengesunden Patienten eine erhöhte Kohlendioxidkonzentration im Blut (Hyperkapnie), so sollte immer an das Vorliegen eines Schlafapnoe-Syndroms gedacht werden.

Auch bei Neugeborenen und Kindern sind schlafbezogene Atemregulationsstörungen häufig und sind in den ersten Lebensmonaten die häufigste Ursache für den »plötzlichen Kindstod« (sudden infant death syndrome, SIDS).

Die in schweren Fällen während der ganzen Nacht nachweisbaren Unterbrechungen des Schlafes (Schlaffragmentierung) sind der Grund dafür, daß diese Patienten oft mit starken Kopfschmerzen und kaum erholt aufwachen. Typischerweise berichten die Betroffenen, daß sie schon während des Rasierens und Kaffeetrinkens zum ersten Mal wieder einschlafen. Weitere häufig geschilderte Beschwerden sind Abgeschlagenheit, Konzentrationsstörungen, Leistungsknick, Impotenz und Wesensveränderung. Darüberhinaus bestehen oft Übergewicht, Atemnot bei Belastung, retrosternales Druckgefühl auch bei unauffälligen Herzkranzgefäßen, Nachtschweiß und Myogelosen im Nacken- und Rückenbereich.

4.3 THERAPIEVERFAHREN

Die Therapie des SBAS sollte nach einem Stufenschema durchgeführt werden, wobei die einzelnen Formen der Therapie je nach Schweregrad der Erkrankung eingesetzt werden. Die erste Stufe ist die Verhaltenstherapie, die zweite Stufe die medikamentöse Therapie, und die dritte Stufe stellt die nCPAP-Therapie mit ihrer Weiterentwicklung zu REPAP- und BIPAP-Geräten dar. Als letzte Stufe ist eine operative Therapie zu sehen, die hier nicht dargestellt wird.

4.3.1 Verhaltenstherapie

Fast immer läßt sich beim Schlafapnoe-Patienten mit Adipositas unterschiedlichen Schweregrades durch 5–12% Gewichtsreduktion bereits eine Abnahme der klinischen Symptomatik und eine Zunahme der funktionellen Residualkapazität nachweisen. Eine konsequente Schlafhygiene wie rechtzeitiges Zubettgehen, Vermeiden von Schichtarbeit, von Alkohol vor dem Schlafengehen, von Schlaf- und Beruhigungstabletten sowie der Verzicht auf Nikotin können günstige Auswirkungen haben. Wichtig ist ein *Schlafen in Seitlage*, da die Schlafapnoen vornehmlich beim Schlafen in Rückenlage auftreten. Ein festes Kopfkissen hilft, das seitliche Abknicken der Halswirbelsäule zu vermeiden, wenn die Schulter auf der Matratze liegt. Der Kopfteil des Bettes kann um ca. 15–30% höher gestellt werden.

4.3.2 Medikamentöse Therapie

Bei leichten bis mittelschweren Schlafapnoe-Phasen (bis 30 Schlafapnoen/Std.) steht vor allem das Theophyllin in seiner retardierten Form (350–700, max. 1000 mg abends) zur Verfügung und führt, wenn keine Nebenwirkungen (Kopfschmerzen, Übelkeit, Zittern, unruhiger Schlaf, Herzklopfen) auftreten, zum Erfolg. Die nächtliche Sauerstoffgabe zur Behandlung einer schweren Hypoxämie, z. B. bei gleichzeitiger Lungenfibrose oder chronisch obstruktiver Bronchitis, ist zur alleinigen Behandlung des Schlafapnoe-Syndroms ungeeignet. Als ergänzende

Maßnahme zur nCPAP-Therapie kommt sie in Betracht. Jedoch muß sie unter polysomnographischer Überwachung (Überwachung des Schläfrigkeitszustandes) erfolgen.

4.3.3   nCPAP-Therapie

Die nasale CPAP-Therapie (nasal continous airway pressure), d. h. die nasale kontinuierliche Überdruckbeatmung, ist von SULLIVAN 1981 eingeführt worden und zeigte bisher die besten Akut- und Langzeitergebnisse. Über ein Schlauchsystem wird Raumluft mit vorgewähltem Überdruck in eine Nasenmaske geblasen *(Abb. 45)*.

Der Überdruck wird durch einen kleinen trag- und regelbaren Druckregenerator erzeugt und in dem einstellbaren Bereich zwischen 1 und 20 mbar konstant in der Nasenmaske aufrecht erhalten. Die jedem Patienten speziell angepaßte Nasenmaske wird über ein Kopfgeschirr in Position gehalten, so daß keine Luft zwischen Silikon-Dichtung und Haut entweichen kann.

Die therapeutische Wirkung besteht in einem Offenhalten der weichen pharyngealen Atemwege durch den applizierten leichten Überdruck. Ein Kollaps bzw. inspiratorisches Ansaugen der oberen Atem-

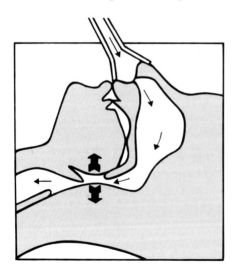

Abb. 45 *Nasenmaske für die nCPAP-Therapie.*

wege kann durch entsprechende Druckeinstellung im Gerät während zwei bis drei Therapienächten im Schlaflabor verhindert werden.

Die nCPAP-Therapie stellt mittlerweile die effektivste Form der Therapie des obstruktiven und gemischt zentral-obstruktiven Schlafapnoe-Syndroms dar. Nicht nur die Schlafapnoen können durch eine solche Therapie komplett verhindert werden, sondern auch die pathophysiologischen Auswirkungen wie Blutdruckerhöhung, nächtliche Herzrhythmusstörungen, Herzinsuffizienz, Tagesmüdigkeit und intellektuelle Leistungsminderung. Erst das Wiederherstellen einer normalen Schlafarchitektur führt zur effektiven Behandlung einer ganzen Reihe von psychischen Begleitphänomenen wie Konzentrationsstörungen und depressive Verstimmung.

Das Hauptproblem der nCPAP-Therapie liegt in der mangelnden Langzeitakzeptanz diese Methode. Vor allem bei Patienten, bei denen hohe Drücke angewendet werden müssen, treten Angstzustände auf, wobei vor allem das Ausatmen gegen einen hohen Druck als unangenehm empfunden wird. Hier wurde in den letzten Jahren eine neue Generation von Beatmungsgeräten, sog. REPAP- (reduced expiratory positive airway pressure) oder BIPAP- (bilevel positive airway pressure) Geräte entwickelt. In ihnen kann der Druck in der Exspirationsphase zur leichteren Ausatmung zyklisch abgesenkt werden. Dies führt in den meisten Fällen zu einer ausreichenden Langzeitakzeptanz durch den Patienten.

Relativ häufige neuromuskuläre Begleiterscheinungen des Schlafapnoe-Syndroms in Form von Tonussteigerung und Myogelosen der Rücken-, Hals- und Schultermuskulatur sollten in der Diagnostik nicht übersehen werden und begleitend zur nCPAP-Therapie einer krankengymnastischen/physiotherapeutischen Therapie zugeführt werden.

In der klinischen Praxis ist die nCPAP-Therapie derzeit die beste Alternative der bestehenden Therapieverfahren und wird zur Standardtherapie in allen etablierten Therapiezentren, den sog. *Schlaflabors*.

4.4   LITERATUR

BURWELL, C. S., ROBIN, E. D. & BICKELMANN, A. G. (1956): *Extreme obesity associated with alveolar ventilation – a pickwickian syndrome.* Am. J. Med. **21**, S. 811–818.

GUILLEMINAULT, C. F., EIDRIDGE, L. & DEMENT, W. D. (1973): *Insomnia with sleep apnoea, a new syndrome.* Science **181**, S. 856–858.

GUILLEMINAULT, C. F. & DEMENT, W. D., Hrsg. (1978): *Sleep Apnoe Syndromes.* S. 1–12. A. R. Liss. Inc., New York.

PIRSIG, W. (1988): *Schnarchen (Ursachen, Diagnostik, Therapie).* S. 17. Hippokrates Verlag, Stuttgart.

SULLIVAN, E. C., ISSA, F. G., BERTHOLD-JONES, M. & EVERS, C. (1981): *Reversal of obstructive airway pressure applied through the nares.* Lancet **1**, S. 862–865.

UDELHOVEN, P. (1991): *Schlafapnoe. Ambulante Hilfe ist möglich und wirkungsvoll.* Der Kassenarzt **38**, S. 34–39.

TEIL 5

DIETER SPAZIER und HILLA EHRENBERG

ATMUNG UND PSYCHE

5.1 EINFÜHRUNG

In der Atmung äußern sich *auch* Verhaltensweisen und subjektives Erleben, so daß verschiedene Atemformen (heute meist als »Atemmuster« bezeichnet) in der therapeutischen Begegnung über die Befindlichkeit der Patienten informieren und zum averbalen Kommunikationsträger werden können.

Die Zusammenhänge zwischen Atmung und Verhaltensweisen wurden in den fünfziger Jahren mit objektiven Meßmethoden bei Gesunden und bei Personen, die über Atembeschwerden klagten, kontrolliert. Bei letzteren hatten die Beschwerden nach klinischer und lungenfunktionsanalytischer Untersuchung keine organische Ursache. Sie waren psychisch verursacht. Mit der *Spirographie* wurden Atemzugvolumina sowie Atemfrequenzen gemessen, die Atemminutenvolumina errechnet und Spirogramme erstellt. Mit der *Pneumographie*, d. h. mit um Thorax und Abdomen gelegten »Atemgürteln«, wurden Ein- und Ausatembewegungen an drei Meßstellen kontrolliert und Pneumogramme erstellt (CHRISTIAN und Mitarb., 1954–1959). Es interessierte der *Atemcharakter* auf Grund der Beobachtung, daß quantitativ identische Ventilationsgrößen mit verschiedenen Atemformen erzielt werden können. Die Ergebnisse der Untersuchungen wurden auf der 5. Tagung der Arbeitsgemeinschaft Atemtherapie (30. 09.–02. 10. 1971) in Heidelberg vorgetragen und die psychischen Einflüsse auf die Atmung diskutiert (EHRENBERG, Tagungsbericht 1972). Die Untersuchungsergebnisse zu kennen, ist in der Atemtherapie nützlich, um psychisch verursachte Atemformen bei Gesunden und Kranken zu verstehen und in der Therapie entsprechende Verfahren einzusetzen.

In den folgenden Ausführungen wird die Beziehung zwischen Atmung und Psyche – auch unter Verwendung einiger Spirogramme und Pneumogramme aus der oben zitierten Untersuchungsreihe – erläutert.

5.2   ATMUNG ALS BEFINDEN

Anatomie, Physiologie und Pathophysiologie haben die physiologischen Gesetzmäßigkeiten des Atmungsvorgangs geklärt. Die beobach-
tete Vielfalt, *wie* geatmet und damit das »innere Milieu« (Homöostase
der arteriellen Blutgase) konstant gehalten wird, macht deutlich, daß
hier nicht nur ein biologischer Automatismus abläuft, sondern über
die Vermittlung leiblicher Funktionen sich auch *Subjekthaftes* darstellt.
Es ist ein Spielraum gelassen, innerhalb dessen das Subjekt gestaltend
eingreift und verfügt. Die subjektive Einflußnahme auf die Atmung be-
schränkt sich vornehmlich auf den Atembewegungsvorgang, also auf
die *Atemform*. Dabei ist das Subjekt keineswegs am physiologischen
Leistungsziel und dessen Erreichung mit dem geringsten Energieauf-
wand orientiert. Die Atmung folgt dem Ökonomieprinzip nur dann,
wenn bei extremer körperlicher Beanspruchung auf Gestaltreserven –
mehr Atemmuskeleinsatz als erforderlich oder schnelle Atemfrequenzen – verzichtet werden muß.
Die Physiologie bezeichnet die Atmung als einen Prozeß, dem das Subjekt als eine gedachte Instanz gegenübersteht. Objektives und Subjektives beeinflussen sich aber wechselseitig. Sie wirken »gestaltkreisartig«
zusammen. Die von Viktor v. WEIZSÄCKER im »Gestaltkreis« (1950) be-
gründete »Einheit von Wahrnehmen und Bewegen« gilt für das Verhältnis des Subjektes zum Leib, so auch zur Atmung. Da das Subjekt
bei Entwurf und Durchführung von Leistungen – auch der Atemlei-
stung – gestaltend mitwirkt, lassen sich drei Bereiche unterscheiden.
Diese sind Atmung als Ausdruck und Verhalten, Atmung als Erfahrung
und Atmung als subjektgesteuerter Bestandteil körperlicher Leistungen.

5.3   ATMUNG ALS AUSDRUCK UND VERHALTEN

Bevorzugt über das System der Atmung verhält sich das Subjekt zur Welt. In bestimmten Formen der Atembewegung drücken sich Affektlage und reaktive oder spontane Emotionen aus. Über dieses leibliche Substrat wird auf Außenreize emotional reagiert. Ebenso wird innere Verfassung an die Außenwelt übermittelt. Der Atemapparat dient – wie eingangs erwähnt – als Informationsorgan. Er ist auch kommunikative Brücke zwischen Subjekten. Die Atmung verhilft der Freude und dem Glück, der Trauer, der Angst, den Reaktionen wie Abscheu, Schreck, Schmerz und dem Gefühl der Erleichterung nach Gefahr zu *leiblichem Ausdruck.*

Daß sich Emotion leiblich ausdrückt, findet seine neurophysiologische Erklärung vornehmlich darin, daß Emotionalität im limbischen System zentral repräsentiert ist, dort auf das Atemzentrum wirkt und so die Atmung moduliert (s. Teil 2, Atemregulation, S. 87). Insoweit ist menschliches Affektverhalten also biologisch fundiert (POECK, 1964), die spezifisch menschliche Verhaltensweise in ihrer Sinnhaftigkeit so aber nicht erklärbar.

Die folgenden spiro- und pneumographischen Untersuchungen zeigen, wie die Atmung durch verschiedene Verhaltensweisen moduliert werden kann. Beurteilt man z. B. die Atemformen der Haltung in horizontaler und senkrechter Stellung, d. h. im Liegen, Sitzen, Stehen *(Abb. 46),* nicht vom anatomisch-mechanischen Standpunkt aus, sondern als Verhaltensweisen, so erkennt man im Pneumogramm der Atembewegungen des Abdomens und des Thorax unterschiedliche Atembewegungen.

Im Pneumogramm der Atembewegungen entsprechen die aufwärts verlaufenden Kurvenlinien den Einatembewegungen, die abwärts verlaufenden Linien den Ausatembewegungen. Die endexspiratorische Pause wurde nicht registriert.

Sofern die liegenden Personen innerlich gelöst sind, überwiegen die abdominellen Atembewegungen. »Dem Liegen kommt größere Entspanntheit zu«. Im Sitzen und Stehen werden mehr thorakale Atem-

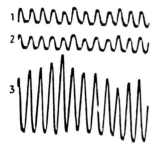 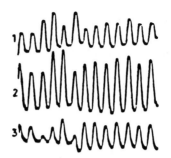

Rückenlage   Sitzen, Oberkörper aufrecht

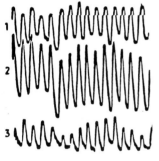

Abb. 46 *Pneumogramm der Atembe-*
wegungen an drei Meßstellen.
1 *Thorax an dritter Rippe,*
2 *Thorax an sechster bis siebter Rippe,*
3 *Bauch am Nabel.*

Stehen, Oberkörper aufrecht

bewegungen registriert. Die Atemform in aufrechter Haltung entspricht so »der Bereitschaft zum Handeln und zur Aktivität« (CHRISTIAN, 1972).

Ein vorübergehendes *Atemanhalten (Apnoe)* entsteht bei Schreck, beim unerwarteten Ereignis der Freude oder der Trauer sowie beim akuten Schmerz. Ein *frequentes und flaches Atmen* beobachtet man in Zuständen nervöser Anspannung oder Angst. Dagegen sind die *meist abdominalen Atembewegungen im Rhythmus Einatmen – Ausatmen – Pause* Ausdruck des entspannten Zustands, wobei das Halten der endexspiratorischen Pause ein besonderes Kennzeichen der Entspanntheit ist.

Abwechselnde Perioden von Atemhemmung bis Atemstillstand einerseits und vertiefter Atmung andererseits läßt die Atemform bei *gespannter Aufmerksamkeit* erkennen (*Abb. 47*).

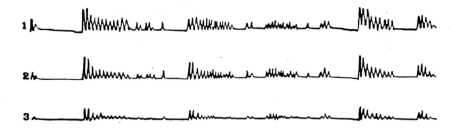

Abb. 47 *Atemvariante bei gespannter Aufmerksamkeit. Die thorakalen Atembewegungen an der 1. und 2. Meßstelle zeigen größere Amplituden als die abdominalen Atembewegungen an der 3. Meßstelle; zur Position der Meßstellen s. Abb. 46. (nach* CHRISTIAN, *1957).*

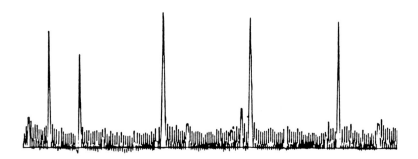

Abb. 48 *Seufzeratmung; Spirogramm einer Patientin mit häufigen Seufzern im frequenten Atemrhythmus. (nach* CHRISTIAN, *1957).*

Ausdruck für ein expressives Verhalten, d. h. der Bedrückung, ist die »Seufzeratmung« (*Abb. 48*).

Die in eine frequente Ruheatmung eingestreuten tiefen Atemzüge, sog. Seufzer; zeigen, daß diese keine organische Notwendigkeit sind. Sie werden mit *geschlossenem* Mund durchgeführt im Gegensatz zu den Seufzern, die im Zustand von Sauerstoffmangel und Kohlendioxidüberschuß (starkem Atemdrang) mit *geöffnetem* Mund ausgeführt werden. Erstere scheinen die vergebliche Anstrengung zu sein, sich von einer Last zu befreien (modifiziert nach CHRISTIAN, 1957). Die Seufzeratmung ist also Ausdruck eines langen Zustandes der Bedrückung.

5.4   ATMUNG ALS ERFAHRUNG

Die Ruheatmung ist für gewöhnlich nicht bewußt. Durch Umweltreize (Wind, sehr kalte Luft, Gerüche), bei körperlicher Arbeit, bei Erkrankungen wird die Aufmerksamkeit auf die Atmung gelenkt. Sie kann uns bei starker Anstrengung oder Atemnot zur quälenden, u. U. mit Todesangst einhergehenden *Erfahrung* werden. Wir kennen Zustände freudiger Erregung, in denen uns zunächst »die Luft wegbleibt«, wir anschließend besonders tief atmen. Auch wird, was über den Atmungsvorgang körperlich verändert wird, zurückempfunden.

Dieser Sachverhalt erlangt als Grundfähigkeit des Menschen große Bedeutung bei den atmungsabhängigen Leistungen und Fertigkeiten, z. B. beim Singen, beim Sprechen und beim Spielen von Musikinstrumenten. Dabei wird über kinästhetisches Bewußtmachen, d. h. Erfahren der Atmung, die Gesangs-, Sprech- oder Spielleistung unterstützt. Ähnlich verhält es sich beim *Sport*, wo mit dem Ziel der Leistungssteigerung die Koppelung von Bewegung und Atmung erfahren werden muß. Auch wird bei *atemtherapeutischen Verfahren* durch die Entfaltung der Körperbewußtheit das leichte Atmen zur *wohligen Erfahrung*.

5.5   ATMUNG ALS SUBJEKT-GESTEUERTER INTEGRIERTER BESTANDTEIL KÖRPERLICHER LEISTUNGEN

Bisher war von Formen der Atmung die Rede, in denen das Subjekt »durch Vermittlung körperlicher Funktionen erlebend tätig« ist (CHRISTIAN, 1959). Hier soll noch auf einen Bereich eingegangen werden, in dem das Subjekt ständig mitwirkt: bei willkürmotorischen Leistungen. Zum einen sorgt das Subjekt vermittels eines – nicht bewußten – Entwurfs vor einer beabsichtigten Leistung für eine Bereitstellung des Körpers, denn schon unmittelbar bei Arbeitsbeginn – sozusagen als Vorschuß auf den zu erwartenden Mehrbedarf – kommt es zum Ventilationsanstieg. Die Atemform der »Arbeitsatmung« ist durch größere Atemzüge und schnellere Atemfrequenz als die Ruheatmung gekennzeichnet, denn das Atemminutenvolumen ist erhöht. – Zum anderen wird bei länger dauernder rhythmischer Körperbewegung – nach einer kurzen Übergangsphase – die Atembewegung der Körperbewegung angepaßt. Diese Koppelung von Körper- und Atembewegung ist das Ergebnis einer zentral gesteuerten Vermaschung der Regelkreise von Atmungs- und Körpermotorik mit dem Ziel einer zeitlichen Koordinierung. Auch hier beeinflußt das Subjekt im intentionalen Bezug zur Welt entscheidend die Atemsteuerung. Die Atmung ist demnach ein subjektgesteuerter integrierter Bestandteil erlebend-tätigen Verhaltens.

5.6 FORMEN ABNORMER ATMUNG

Als Atemformstörungen, soweit sie körperlicher Ausdruck seelischer Erkrankungen sind, kennt man vor allem das »Nervöse Atmungssyndrom« und die Atmung des Depressiven (»depressive Atmung«).

5.6.1 Nervöses Atmungssyndrom

Zum subjektiven Befund wird angegeben:
- quälendes Sichbewußtwerden der Atmung, Lufthunger,
- Gürtelgefühl über der Brust, Gefühl, nicht durchatmen zu können,
- gelegentlich Herzstiche und Präkordialschmerz.

Der organische Befund ist normal, es besteht keine atemmechanische Ursache, Blutchemismus und Mineralhaushalt sind regelrecht. Dabei wird in 80% der Fälle von nervösem Atemsyndrom eine unphysiologische Steigerung der Atemgröße registriert. Die Hyperventilation (Mehratmung, die nicht dem Stoffwechselbedarf entspricht) beträgt bis zu 300% des Sollwertes (CHRISTIAN, MOHR und ULMER, 1955). Es besteht kein Zweifel, daß es sich um eine Neurose (konfliktbedingte Störung in Erleben und Verhalten) handelt. Dabei ist die Anzahl der Atemformvarianten größer als bei einer Gruppe gesunder Probanden.

Man beobachtet Atemunruhe, d. h. häufigen Wechsel von flachen und tiefen Atemzügen, sowie unkoordinierte Atembewegungen, Atemmittellageschwankungen, Atemfrequenzsteigerungen, gehäuftes Auftreten von Seufzern, ruhige, aber gleichmäßige Hyperpnoe wie bei körperlicher Arbeit. Allen diesen Formen ist eigen, daß es sich um eine »Anstrengungs-Atmung« handelt. Der Organismus ist auf ergotrope Einstellung umgeschaltet, ohne daß ein physiologisches Erfordernis besteht. So bekam ein Student, der unter dem Druck einer akademischen Wiederholungsprüfung und familiärer Belastung stand, Atembeschwerden. Die im Abstand von einigen Tagen geschriebenen Spirogramme zeigten eine Ruhehyperpnoe *(Abb. 49).*
Der Patient befand sich in einer ergotropen Grundeinstellung und zielhaften Anspannung. Er atmete in Ruhe so wie ein Gesunder unter Arbeit.

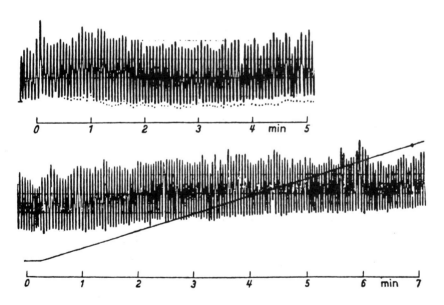

Abb. 49 *Spirogramme eines Patienten mit Ruhehyperpnoe. Atemminutenvolumen +117% vom Soll, die schräge Linie auf dem unteren Spirogramm zeigt den O_2-Verbrauch an.*

Eine 39-jährige Patientin klagte über migräneartige Kopfschmerzen, Schlaflosigkeit, erschwertes Atmen und das Gefühl, nicht tief durchatmen zu können. Sie befand sich in einer menschlichen und sozialen Krise, hatte kein rechtes Ziel mehr, und ihre Grundstimmung war Angst. Ihre Atemform zeigt im Spirogramm von 10 Minuten Dauer *(Abb. 50)* alle Typen des Nervösen Atmungssyndroms. Zuerst wird frequent geatmet, dann wechseln Phasen hoher Atemfrequenz mit kleinen Atemvolumina mit Phasen geringer Frequenz und größeren Volumina sowie Seufzern. Ab der 6. Minute erfolgen Atemmittellageschwankungen; zum Schluß hyperventiliert die Patientin und atmet ca. 300% vom Soll. – Ihr registrierter pH-Wert betrug 7,8 und zeigte eine respiratorische Alkalose.

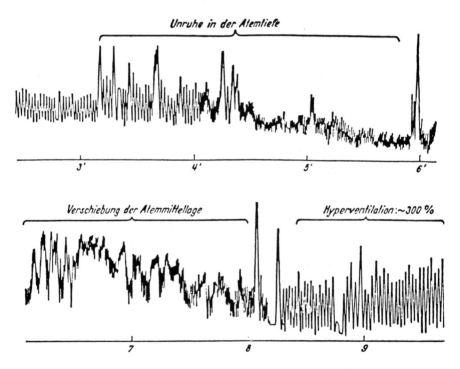

Abb. 50 *Spirogramm einer Patientin mit nervösem Atmungssyndrom. (CHRISTIAN et al. 1959).*

5.6.2   Atemform des Depressiven

In der Atmung wird die innere Verfassung auch dann transparent, wenn in einer Phase endogener Depression das Subjekt gar keinen Bezug zur Umwelt herstellen »will«. Hier blickt man sozusagen durch das Fenster einer »modulationsarmen« Atemform ins Innere.

Die Atemform des depressiven Patienten ist häufig bemerkenswert gleichförmig. Im Zuge der allgemeinen psychomotorischen Hemmung ist hier auch die Mobilität der Atemmuskulatur eingeschränkt. Es finden sich kaum Seufzer wie bei vegetativ Labilen. Diese versuchen durch Seufzen den »Stein auf der Brust wegzuwälzen«, während die Depressiven »ihn liegen lassen« (WATZKA, 1962). Die Atemform der melancholisch Kranken drückt unmittelbar aus, was die psychopathologische und die phänomenologische Depressionsforschung erkannt haben: die Werdensstörung, den Stillstand der gelebten Zeit, die »grundsätzliche Störung der Lebensverbindung zwischen Mensch und Welt«, wenn nicht überhaupt die »Aufhebung des gelebten Weltbezugs« (v. GEBSATTEL, 1954).

5.7   PSYCHISCHE WIRKUNG DER ATEMTHERAPIE

Der psychische Effekt von Atemübungen besteht in der Erzielung einer wohltuenden Atmungserfahrung. Das gelingt erfahrungsgemäß durch Bewußtmachen (Wahrnehmen) der abdominalen Atembewegungen und Konzentration auf den dreiteiligen Atemrhythmus (Einatmen – Ausatmen – Pause) und zwar in atemerleichternden Körperstellungen. Die liegende oder sitzende Stellung richtet sich nach dem Befinden der Personen bzw. Patienten (s. Techniken der Atemtherapie, Teil 6, S. 175). Die Verfahren der Atemtherapie lassen bei den Übenden eine gesteigerte Sinneswahrnehmung für ihren Körper entstehen, so daß sie Einsichten in die Zusammenhänge zwischen ihrem Verhalten und dem Auftreten der Atembeschwerden erkennen. Sie sind dann motiviert, neben der ärztlichen Therapie mit verschiedenen Atem- und Bewegungsübungen ihre Beschwerden zu mindern.

5.8 LITERATUR

CHRISTIAN, P., MOHR, P. & ULMER, W. (1955): *Das nervöse Atmungssyndrom bei vegetativ Labilen.* Dtsch. Arch. f. Klin. Med. **201**, S. 702.

CHRISTIAN, P. (1957): *Atembewegung als Verhaltensweise.* Der Nervenarzt **28**, S. 243–247.

CHRISTIAN, P. (1959): *Atmung* In: Hb. d. Neurosenlehre und Psychotherapie, Bd. **2**, S. 517–530. Verlag Urban u. Schwarzenberg, Berlin– München.

EHRENBERG, H. (1972): *Atemtherapie in der Krankengymnastik aus psychologischer Sicht.* Krankengymnastik **24**, S. 279–289.

GEBSATTEL, V. E. v. (1954): *Prolegomena einer medizinischen Anthropologie.* Springer Verlag, Berlin–Heidelberg.

POECK, K. (1964): *Die klinische Bedeutung des limbischen Systems.* Nervenarzt **35**, S. 152.

SPAZIER, D. (1960): *Die Formen der Atmung bei Haltungs- und Bewegungsleistungen, besonders bei körperlicher Arbeit.* Diss. Heidelberg.

STRAUS, E. (1954): *Der Seufzer.* Jh. Psychologie und Psychotherapie 2, S. 113.

WATZKA, W. (1962): *Das Asthma phrenicum oder die sympathische Myotonisierung.* Diss. Heidelberg.

WEIZSÄCKER, V. v. (1950): *Der Gestaltkreis.* Thieme Verlag.

TEIL 6

HILLA EHRENBERG

TECHNIKEN DER ATEM- UND BEWEGUNGSTHERAPIE

6.1 THERAPEUTISCHE BEGEGNUNG

In der Atemtherapie vollzieht sich eine starke *Zuwendung* der Therapeuten zu den Patienten. Diese ist erforderlich, um die *Patienten zur Mitarbeit* anzuregen, ohne die ein Erfolg nicht eintreten kann. Nehmen die Patienten die Therapeuten an, ergibt sich eine ebensolche *Gegenzuwendung* der Patienten zu den Therapeuten. Wir sprechen vom *Suggestivfaktor* in der therapeutischen Begegnung. Dabei wird Suggestion nicht – wie im alltäglichen Verständnis – negativ aufgefaßt, sondern als »ein gemüthaftes Widertönen auf dem Boden eines zwischenmenschlichen Grundvollzugs« (STOKVIS u. WIESENHÜTTER, 1963).

6.2 ATEMBEFUND

6.2.1 Einführung

Der Atembefund, der vor und auch während der Atemtherapie erhoben wird, ist für die Auswahl der Behandlungstechniken wichtig. Dabei orientieren sich die Therapeuten:

- am Erfragen der Beschwerden beim Atmen und Bewegen (Ermittlungsbefund)
- am Sehen des Atemweges durch Mund oder Nase sowie der Atembewegungen (Sichtbefund)
- am Hören von Atemgeräuschen und Atemnebengeräuschen
- am Zählen der Atemfrequenz / bei Thoraxstarre Registrieren von Umfangmaßen (Meßbefund).

Dieser Atembefund wird in Ruhe, beim Sprechen und Bewegen erhoben und läßt das *Atemmuster* jedes Patienten und jeder Patientin erkennen. Die *früher benutzte Bezeichnung »Atemform« verwenden wir hier nicht mehr*, sondern haben den Begriff Atemmuster, der gegenwärtig auch von Ärzten verwandt wird, übernommen.

Merke: Unter »Atemmuster« versteht man die Art und Weise, wie die beobachtbare Atmung geleistet wird, d. h. mit thorakalen und/oder abdominalen Atembewegungen, mit Atemmuskel- und Oberkörpermuskeleinsatz, mit unterschiedlichen Atemfrequenzen, im individuellen Atemrhythmus, durch den Mund- oder Nasenweg.

Die Atmung wird häufig – auch von Ärzten – als falsches Atmen oder Fehlatmung bezeichnet. Das wird von den Atemtherapeuten abgelehnt. Die Patienten atmen nicht falsch sondern für ihre Krankheit und Person typisch. Wir unterscheiden daher mehrere *krankheitsbedingte Atemmuster*. Diese sind:

- die Atemmuster der Patienten mit Störungen der Atemmechanik, d. h. den restriktiven bzw. obstruktiven Ventilationsstörungen, die als *Erfordernisatemmuster* bezeichnet werden
- das Atemmuster der Patienten mit psychisch verursachter Atemerschwerung
- das Atemmuster der operierten Patienten in der postoperativen Phase
- das Atemmuster der Patienten mit Atemmuskelfunktionsstörungen infolge neuromuskulärer Krankheiten.

6.2.2 Atemmuster (bzw. Erfordernisatemmuster) bei restriktiver Ventilationsstörung

Patienten mit mittelschwerer bis schwerer Ventilationsstörung atmen zur Minderung ihrer erhöhten Atemarbeit gegen die vermehrten elastischen Widerstände mit kleinen Atemzügen und hohen Atemfrequenzen in Ruhe und bei körperlicher Belastung. Sie empfinden keine Ruhedyspnoe, sondern – infolge der hohen Totraumventilation – Belastungsdyspnoe. Um eine alveoläre Hypoventilation zu vermeiden, müssen sie ein größeres Atemminutenvolumen als Gesunde atmen (*Tab. 3*).

Tab. 3

Erfordernisatemmuster bei restriktiver Ventilationsstörung

Klinische Zeichen

- Kleine Atemzugsvolumina
  - geringer inspiratorischer Atemmuskeleinsatz
  - geringer exspiratorischer Bauch- und Rückenmuskeleinsatz
- mäßige Atemarbeit
- hohe Atemfrequenz in Ruhe und bei Belastung
- geringe Ruhedyspnoe
- starke Belastungsdyspnoe infolge hoher Totraumvenitlation

6.2.3 Atemmuster (bzw. Erfordernisatemmuster) bei obstruktiver Ventilationsstörung

Die Patienten müssen zur Überwindung der erhöhten Strömungswiderstände in den obstruierten Atemwegen höhere Druckdifferenzen für das Einströmen der Luft in den Brustraum und für das Auströmen aus demselben aufbauen als Gesunde. Der dafür nötige erhöhte Muskeleinsatz führt zu vermehrter Atemarbeit. Atemgeräusche in der Lunge (Giemen) und Atemnebengeräusche in den Atemwegen (Rasseln) sind mit dem Stethoskop – bei starken Geräuschen und Nebengeräuschen auch ohne Stethoskop – zu hören. Die Atemnebengeräusche sind auch vom Patienten selbst mit der auf das Brustbein gelegten Hand zu spüren.

Die Interkostalräume sinken infolge des hohen inspiratorischen Unterdrucks im Brustraum nach innen, beim hohen exspiratorischen Überdruck wölben sie sich nach außen.

Die Ausatmung ist infolge der obstruierten Atemwege erschwert. Die Lunge wird überbläht. Das Zwerchfell steht horizontal und zieht bei der Inspiration die unteren Rippen nach medial: *»Zwerchfell-Thoraxwand-Antagonismus«*. Allmählich entsteht infolge der erhöhten Atemarbeit eine Atemmuskel- und Oberkörpermuskelermüdung. Das zeigt sich:

- für die Zwerchfellermüdung im *»inspiratorischen Einsinken des Abdomens«*, da sich das Zwerchfell nahezu passiv verhält
- für die gesamte Atem- und Oberkörpermuskelermüdung im *»respiratorischen Alternans«*, dem phasenweisen Wechsel von thorakalen und abdominalen Atembewegungen, so daß durch die abwechselnden Kontraktionen sich die nicht kontrahierten Muskeln erholen.

Bei Ruhedyspnoe wird die aufrechte Position (Orthopnoe) eingenommen. Viele Patienten entwickeln mit der Zeit einen Rundrücken im oberen thorakalen Bereich, weil in diesen Abschnitt tief eingeatmet wird (*Tab. 4*).

Tab. 4

Erfordernisatemmuster bei obstruktiver Ventilationsstörung

Klinische Zeichen

- Erhöhte Atemarbeit
  - vermehrter inspiratorischer Atemmuskeleinsatz
  - vermehrter exspiratorischer Bauch- und Rückenmuskeleinsatz
- Inspiratorisches Einsinken der Interkostalräume
- Ruhe- und Belastungsdyspnoe
- Langsame Atemfrequenz im entspanntem Zustand
- Zwerchfell-Thoraxwand-Antagonismus
- Inspiratorisches Einsinken des Abdomens
- Respiratorischer Alternans
- Aufrechte Position bei Ruhedyspnoe (Orthopnoe)

6.2.4 Atemmuster beim nervösen Atmungssyndrom

Die Patienten atmen mit hoher Atemfrequenz und auffallend vielen – in die Ruheatmung eingestreuten – Seufzern. Sie haben das Gefühl, »nicht tief durchatmen zu können« und neigen zur Hyperventilation. Es werden mehr thorakale als abdominale Atembewegungen beobachtet. Das nervöse Atmungssyndrom ist psychisch verursacht (s. Teil V, »Atmung und Psyche«). Es kann aber auch als komplizierender Faktor bei Erkrankungen der Atemmechanik auftreten und zwar besonders bei Ängsten infolge schwerer Ruhedyspnoe *(Tab. 5)*.

Tab. 5

Atemmuster beim nervösen Atmungssyndrom
Klinische Zeichen
• Hohe Ruheatemfrequenz
• Häufige Seufzer
• Gefühl, nicht Durchatmen zu können
• Hyperventilationsneigung
• mehr thorakale als abdominale Atembewegungen

6.2.5   Atemmuster nach Operationen

Die operierten Patienten schonen in der postoperativen Phase – aus Angst vor Schmerzen – das Wundgebiet. Sie atmen flach, frequent und vermeiden das Husten. Nach Oberbaucheingriffen und Thorakotomien mit lateralem Zugang überwiegen die thorakalen Atembewegungen der nicht operierten Seite *(Tab. 6)*.

Tab. 6

Atemmuster nach Operationen

Klinische Zeichen

- Flache und frequente Atemzüge
- Fehlender Hustenstoß
- Nach Oberbaucheingriffen mehr thorakale Atembewegungen
- Nach Thorakotomien mit lateralem Zugang überwiegen der thorakalen Atembewegungen der nicht operierten Seite.

6.2.6   Atemmuster bei Atemmuskelfunktionsstörungen infolge neuromuskulärer Erkrankungen

(Myopathien, spinale Muskelatrophien, Poliomyolitis, amyotrophische Lateralsklerose, Hemiplegie u. a., nach BÄNSCH, 1992)
Die Patienten atmen mit geringem Atembewegungsausmaß, verminderten Rippenbewegungen je nach Rippenmuskelausfall, mangelhafter Synchronisation von thorakalen und abdominalen Atembewegungen, starkem inspiratorischem Atemhilfsmuskeleinsatz und exspiratorischem Bauch- und Rückenmuskeleinsatz, erhöhter Atemfrequenz und verkürzter Sprechdauer *(Tab. 7)*.

Tab. 7

Atemmuster bei Atemmuskelfunktionsstörungen infolge neuro-muskulärer Krankheiten

Klinische Zeichen

- Geringes Atembewegungsausmaß
- Àusfall von Rippenbewegungen (je nach Rippenmuskelausfall)
- Starker Einatemhilfsmuskeleinsatz
- Starker Ausatemmuskeleinsatz
- Erhöhte Atemfrequenz
- Verkürzte Sprechdauer

6.2.7   Präformiertes Befundschema

(Ausfüllen und Zutreffendes unterstreichen)

Patientenname . . . .
Geb. Datum . . . . . Beruf . . . .
Ärztliche Diagnose . . . .
Daten aus ärztlicher Untersuchung (wenn erforderlich)
. . . .
Verordnete Medikamente . . . .
. . . .

KRANKHEITSANAMNESE
(Patientenbefragung)
Beginn . . . .
Verlauf . . . .
Operativer Eingriff . . . .
. . . .

BESCHWERDEN
(Patientenbefragung)

- *Atemerschwerung/Atemnot*: in Ruhe (als Anfall), beim An- und Auskleiden, schnellen Gehen, Treppensteigen, langen Sprechen und Lachen, in psychischer Erregung, bei Rauch oder Nebel.
- *Husten*: produktiv mit viel, wenig Schleim, unproduktiv (Reizhusten), Schwindel, vorübergehender Bewußtseinsverlust (Hustensynkope).
- *Schmerzen*: atemabhängig, im thorakalen, abdominalen Bereich.
- *Angst*: in Atemnot, beim Gefühl nicht »durchatmen« zu können, beim Hyperventilieren, bei häufigem Seufzen.

ATEMMUSTER
In Ruhe, beim Sprechen, beim Bewegen

Atemwege:	Nase, Mund, beide gleichzeitig, inspiratorische Mundbodensenkung, verstärkte Kehlkopfmitbewegungen
Atemgeräusche:	Giemen, exspiratorischer/inspiratorischer Stridor
Atemnebengeräusche:	Rasselgeräusche, sog. Trachealrasseln,
Atemfrequenz:	Anzahl/min . . . .

Atembewegungen (sichtbare oder mit Hand fühlbare Kontrolle):

– thorakale:	ventral, kranial, lateral, dorsal *(Abb. 51)*, Nachschleppen der linken, rechten Rippen, jugulare inspiratorische Einziehungen, inspiratorisches Einsinken der Interkostalräume *(Abb. 52)*

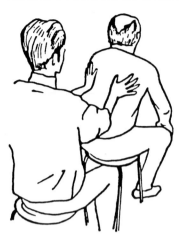

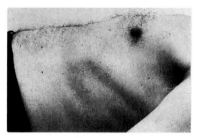

Einatmen

Abb. 51 *Handkontrolle auf den dorsalen Rippen, Rundrückenentstehung bei Patienten mit chronisch obstruktivem Emphysem.*

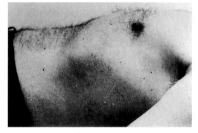

Ausatmen

Abb. 52 *Inspiratorisches Einsinken der Interkostalräume.*

– abdominale:	ventral, lateral, lumbo-dorsal, vom Patienten spürbar nach kaudal, inspiratorisches Einziehen des Abdomens
– thorako-abdominale:	Zwerchfell-Thoraxwand-Antagonismus, thorakale und abdominale Bewegungen im Wechsel = respiratorischer Alternans
Muskeleinsatz:	Zwerchfelleinsatz gut, schlecht Interkostalmuskeleinsatz gut, schlecht, (feststellbar mit manuellen Widerständen) sicht- und tastbarer inspiratorischer Atemhilfsmuskeleinsatz, exspiratorischer Bauch- und Rückenmuskeleinsatz
Sprechen:	auffällig leise Stimme, verkürzte Sprechdauer

Bewegen: Gehen im Tempo 60–80–100–120
                            Schritte/min
                            Atemerschwerung nach . . . . . Min.,
                            Erholung nach . . . . . Min.
                            Treppensteigen im Tempo 2 Stufen/sec.,
                            Atemerschwerung nach . . . . . Stufen,
                            Erholung nach . . . . . Min.

THORAXFORM und -BEWEGLICHKEIT

Thoraxform: unauffällig, thorakale Skoliose, Trichterbrust,
                            großer Sagittaldurchmesser infolge Rund-
                            rücken und ventraler Thoraxvorwölbung
                            (Abb. 53–54)

Thoraxbeweglichkeit: gut, schlecht infolge eingeschränkter Exten-
                            sion, Flexion, Rotation, wenig ma-
                            nuell komprimierbar infolge Thorax-
                            starre, Differenz zwischen
                            maximaler Ein- und Ausatmung
                            (s. Maße auf *Tab. 8*)

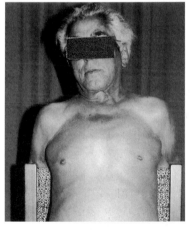 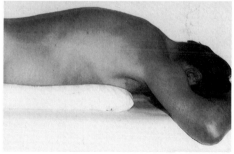

Abb. 53 *(links) Patient mit obstruktivem Emphysem, Faßthorax bei überblähter Lunge und starker ventraler Thoraxwölbung.*

Abb. 54 (*rechts) Patient mit obstruktivem Emphysem, überblähter Lunge und fixiertem Rundrücken, der in Bauchlage bestehen bleibt.*

Tab. 8: *Thoraxumfangmaße zur Feststellung einer Thoraxstarre*

Meßstelle	Einatmung max.	Ausatmung max.	Differenz max.
Achsel			
Sternumspitze			
5 cm unter Sternumspitze			

Hautverschieblichkeit   Prüfen durch Hautgreifen oder Finger-
auf Thorax: kuppenverschiebung: gut, schlecht.

OBERKÖRPERMUSKELSPANNUNG

Nackenmuskeln: unauffällig, hypertonische Stränge,
                   Myogelosen, Hypotonus in der Gesamt-
                   muskulatur

Rückenmuskeln: unauffällig, hypertonische Abschnitte im
                   Lendenteil des M. erector trunci, Hypotonus
                   des gesamten M. erector trunci, Spannungs-
                   erhöhung im hinteren Achselhöhlenbereich
                   des M. latissimus dorsi

Bauchmuskeln: regelrechte Spannung, Spannungserhöhung
                   im Gesamtbereich, Unterbauchmuskel-
                   schwäche *(Abb. 55)*

Brustmuskeln: regelrechte Spannung, erhöhte Spannung,
                   unauffällig, adipös

Bauchform: unauffällig, adipös.

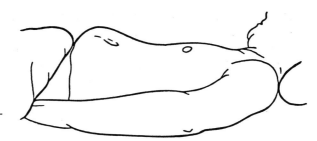

Abb. 55 *Unterbauch-muskelschwäche.*

ALLGEMEINZUSTAND

Gewicht: Bestimmung des Gewichtes nach der Broca-Formel: Sollgewicht (in kg) = Körpergröße (in cm) minus 100, Normalgewicht, Überge-wicht, Untergewicht

Gesicht: unauffällig, blaß, rot, zyanotisch, aufge-dunsen, gespannter Ausdruck

Bewegungen: angemessen, schnell, hastig, verlangsamt,

Kräftezustand: gut, mäßig, schlecht

Puls: Anzahl/min . . . .

Blutdruck: systolisch . . . . diastolisch . . . .

PSYCHE

Reaktion der Patienten: wie reagiert der Patient, die Patientin auf den Therapeuten, die Therapeutin: freund-lich, unfreundlich

Akzeptanz: akzeptiert der Patient, die Patientin die Erkrankung: ja, nein; akzeptiert die Familie die Erkrankung: ja, nein

Motivation: ist der Patient, die Patientin zur Atem-therapie-Ausübung motiviert: ja, nein.

6.3 BEHANDLUNGSTECHNIKEN

Wir unterscheiden zwei Arten von Behandlungstechniken:

● *6.3.1 Krankengymnastische/physiotherapeutische Techniken*: Sie werden als »passive« Techniken an den Patienten ausgeführt oder als »aktive« Techniken den Patienten in Einzelbehandlung oder in Gruppenbehandlung vermittelt. Die aktiven Techniken werden auch als »Selbsthilfetechniken« bezeichnet.

● *6.3.2 Apparative Atemhilfen*: Die Patienten werden angeleitet, mit den apparativen Atemhilfen selbsttätig zu atmen.

Charakteristisch für das Anwenden beider Arten von Techniken ist die gleichzeitige Information der Patienten über die Wirkungen der Verfahren und die Anleitung zum krankheitsgerechten Verhalten. Darum werden die Techniken, soweit das möglich ist und sinnvoll erscheint, in der Gliederung: *Technik – Wirkung – Anwendung* geschildert.

● Die Beschreibung der *Technik* erfolgt mit Text, z. T. mit Abbildungen.

● Die *Wirkung* wird auf Grund von anatomischen / physiologischen / pathologischen Vorgängen, klinischen Beobachtungen, Lungenfunktionsuntersuchungen, Ableitungen von der Pathophysiologie der Erkrankung sowie atemtherapeutischen Erfahrungen mit Text und z. T. mit Abbildungen erläutert.

● Die *Anwendung* richtet sich nach dem erhobenen Atembefund, nach den Krankheitszeichen, d. h. den Leitsymptomen der Erkrankungen und der Kranheitssituation, sowie nach dem psychischen Verhalten des Patienten.

6.3.1 Krankengymnastische/ physiotherapeutische Techniken

6.3.1.1 THERAPEUTISCHE KÖRPER-STELLUNGEN

Definition: Positionen, die durch ihre Stellungen wirken und bei deren Durchführung biomechanische, respiratorische, gewebslockernde und psychische Bedingungen zu beachten sind, werden als therapeutische Körperstellungen bezeichnet.

Körperstellungen unter Beachtung *biomechanischer* Bedingungen

Körperstellungen zur Aktivierung des Zwerchfells.

Körperstellungen unter Beachtung *respiratorischer* Bedingungen

Körperstellungen

– zur Atemerleichterung bei obstruktiven Atemwegserkrankungen
– zur Drainage des Bronchialsekretes bei Sekretstagnation
– zur Blutumverteilung im Lungenkreislauf bei Hypostase des Lungenblutes
– zur Bewegungsanregung der Pleurablätter und Pleuraschwartendehnung nach Pleuraergüssen.

Körperstellungen unter Beachtung *gewebslockernder* Bedingungen

Körperstellungen zur Herabsetzung von Haut- und Muskelverspannungen des Oberkörpers bei hoher Haut- und Muskelspannung.

**Körperstellungen unter Beachtung *psychischer*
Bedingungen**

Körperstellungen zur Herstellung eines entspannten Zustands bei
unruhigemVerhalten.

Da sich die Körperstellungen z. T. gleichen, lassen sich *mehrere Wirkungen miteinander verbinden*, z. B. Atemerleichterung mit Gewebs-
lockerung oder Aktivierung des Zwerchfells mit psychischer Entspannung.

6.3.1.1.1 Körperstellungen unter Beachtung biomechanischer Bedingungen

Die Biomechanik beschäftigt sich u. a. mit der Wechselwirkung zwischen der Struktur lebender Gewebe und ihrer mechanischen Funktion. Mechanik ist definiert als Bewegung unter Einfluß von Kräften.
So wird der Einfluß der Schwerkraft in verschiedenen Körperstellungen
zur Aktivierung des Zwerchfelles genutzt, weil das Gewicht der Bauchorgane – einer nicht-komprimierbaren Bauchblase vergleichbar –
Druck und Zug auf das Zwerchfell ausübt (s. Teil 1, S. 41). Dieser Effekt
läßt sich am Modell eines Wasserkissens beschreiben:
Legt man ein Wasserkissen auf eine Unterlage, verändert sich seine
runde Form in Richtung der Schwerkraft und durch Verbreiterung
senkrecht dazu. Dabei wirken auf alle Seiten Druckkräfte. Betrachtet
man die verformende Wirkung auf einer Seite entsprechend der Be-
grenzung der Bauchblase durch das Zwerchfell, entsteht eine kontinuierliche Druckzunahme von oben nach unten (*Abb. 56*).
Da sich die stärkere Verformung des Zwerchfelles durch den Druck der
Bauchorgane – der »Bauchblase« – stets kaudal abspielt, ergeben sich
entsprechende Unterschiede in Rücken-, Bauch- und Seitlage.

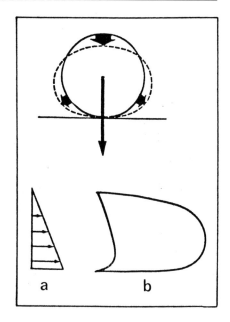

Abb. 56
Oben: Modell eines Wasserkissens, nach Kummer.
Unten: Verformung des Zwerch-fells (b) mit Darstellung der Druckzunahme (a) von oben nach unten, nach Gierse.
(s. bei Ehrenberg, 1976).

Körperstellungen zur Aktivierung des Zwerchfelles

HORIZONTALE RÜCKENLAGE

- *Technik:* Die Patienten liegen auf dem Rücken mit ihren Köpfen auf flachen Kissen. Beschwerden im Lendenbereich lassen sich durch eine kleine Rolle unter beiden Knien beseitigen.

- *Wirkung*: Die »Bauchblase« übt nach kranial Druck auf das Zwerch-fell aus, da sie nicht komprimierbar ist (s. Teil 1, S. 41). Sie drängt das Zwerchfell so weit in den Brustraum hinein, bis sein Tonus, d. h. seine Muskelspannung, dem elastischen Lungenzug das Gleichge-wicht hält. Das ist das Ende der Ausatmung. Aus dieser Ausgangs-stellung kontrahieren sich die Muskelfasern des Zwerchfells stark. Dabei richtet sich der Druck der »Bauchblase« besonders nach kau-dal auf die Pars lumbalis des Zwerchfells, während sich der kraniale Sinus phrenicocostalis des Zwerchfells entfaltet (*Abb. 57*).

Rückenlage

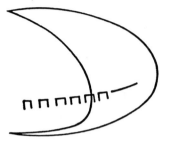

Abb. 57 *Druck der »Bauchblase« auf die Pars lumbalis des Zwerchfells.*

- *Anwendung*: Die Atembewegungen von Patienten mit vorwiegend Brustatembewegungen lassen sich in entspannter Rückenlage auf mehr Bauchatembewegungen unwillkürlich umstellen. Bei *bettlägerigen Patienten*, die mit dem Kopf tiefer als die Füße gelagert sind, nimmt der Druck der »Bauchblase« auf das Zwerchfell zu, so daß dieses weiter als in Rückenlage in den Brustraum gedrängt wird. Aus dieser Stellung entstehen größere Zwerchfellexkursionen, was bei einigen Patienten an ausgiebigeren Bauchatembewegungen zu erkennen ist.

HORIZONTALE BAUCHLAGE

- *Technik*: Die Patienten liegen auf dem Bauch. Unter den Oberkörper wird von den Schultern bis zu den Hüftgelenken eine zusammengefaltete Decke oder ein festes längliches Kissen gelegt. Die Arme liegen gebeugt neben dem Kopf, der auf der Stirn ruht. Die Arme können auch gebeugt mit Händen aufeinander vor dem Kopf liegen, auf denen der Kopf zur Seite gedreht abgelegt ist (s. Abb. 60, bei *Anwendung*). Eine vollständige Belastung der vorderen Brustwand entsteht, wenn die Arme innenrotiert neben dem Oberkörper liegen und der Kopf zur Seite gedreht ist. Die Beine und Füße werden – je nach Befinden der Patienten – gelagert.

- *Wirkung*: Zum Druck der »Bauchblase« auf das Zwerchfell tritt das Körpergewicht. Dabei richtet sich der Druck nach kaudal auf die Pars sternalis des Zwerchfells, während sich der dorsale Sinus phrenicocostalis entfaltet *(Abb. 58)*.

B a u c h l a g e

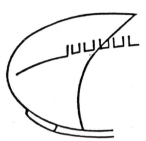

Abb. 58 *Druck der »Bauchblase« auf die Pars sternalis des Zwerchfells.*

Während der Einatmung drückt der Bauch gegen die Unterlage und hebelt den Körper hoch, d. h. dieser wird »hochgeatmet«. Die Widerstandsarbeit des Zwerchfells in Bauchlage ist – verglichen mit derjenigen in Rückenlage – größer. Die Aktivierung des Zwerchfells ist vermehrt, bzw. es kann auch eine Kräftigung erfolgt sein. Das wird am Beispiel in *Abb. 59* verdeutlicht: In Bauchlage wurde vor einer Meßlatte registriert, daß der Körper nach tiefem Einatmen ca. 2 cm hochgehoben wurde. Bei geringer Zwerchfellkraft wird der Körper weniger angehoben, z. B nur 1 cm.

Bei der Eröffnung des dorsalen Sinus phrenicocostalis des Zwerchfells kann sich die Lunge in ihre Längsrichtung, in die sie ihre größte Ausdehnungsmöglichkeit hat, optimal entfalten.

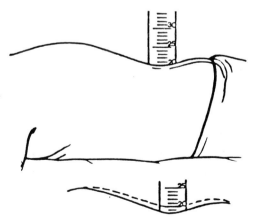

Abb. 59 *Patient in Bauchlage vor einer Meßlatte.*

———— *Rückenlinie am Ende der Ruheatmung*

- - - - - - *Rückenlinie nach tiefer Einatmung, Differenz ca. 2 cm.*

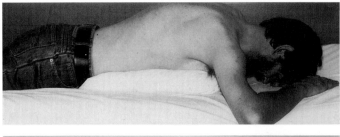
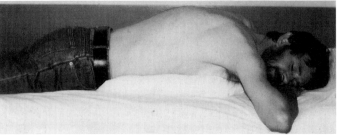

Abb. 60 *Patient mit obstruktivem Emphysem in Bauchlage. – Obere Lage mit neben dem Kopf gelegten Armen. – Untere Lage mit auf Handrücken gelegtem Kopf.*

- *Anwendung*: Patienten mit obstruktivem Emphysem nehmen zur Zwerchfellaktivierung bzw. -kräftigung die Bauchlage ein, die dann mit tiefen Einatemzügen verbunden wird (*Abb. 60*).

  Länger bettlägerige – horizontal liegende – Patienten werden zur Pneumonie- und Dekubitusprophylaxe im Wechsel zwischen linker und rechter Seitlage, wenn möglich auch in Bauchlage gelegt.

HORIZONTALE SEITLAGE

- *Technik*: Die Patienten liegen mit einem Kissen unter dem Kopf auf der Seite. Der Arm der oben befindlichen Seite liegt auf dem Oberkörper oder mit Hand und Unterarm davor abgelegt. Die in Knie- und Hüftgelenken gebeugten Beine lagern auf- oder voreinander.

- *Wirkung:* Die Bauchorgane drücken auf die unten befindliche Zwerchfellkuppel, so daß diese Zwerchfellhälfte (sog. Hemidiaphragma) weit in den Brustraum vorgeschoben wird und von dort

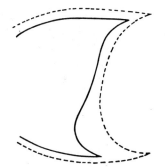

Abb. 61 *Aus- und Einatemstellung von Brustwand und Zwerchfell in Seitlage*
_____ *Ausatemstellung,*
- - - - *Einatemstellung.*
(mod. nach HINRICHSEN, *1962).*

größere Exkursionen macht als die oben befindliche Zwerchfellkuppel. Diese Exkursionen sind nach Röntgenuntersuchungen mehrerer Autoren bei vorwiegend abdominal atmenden Personen größer als bei thorakal atmenden (mod. nach HINRICHSEN, 1962, *Abb. 61).* Auch sind die inspiratorischen Exkursionen der unten befindlichen Zwerchfellhälften bei Lage auf der rechten Seite erheblich größer als in linker Seitlage (ADAMS u. PILLSBURY, 1922).

• *Anwendung:* Bei betont thorakal atmenden Patienten kann in Seitlage die Atembewegung unwillkürlich auf abdominale Bewegung umgestellt werden. Seitlagen werden bei Pleuritikern zur Restergußresorption und Pleuraschwartendehnung verwandt (s. S. 189).
Im *Sitzen und Stehen*, d. h. in aufrechter Körperstellung, übt das Gewicht der Bauchorgane dagegen einen Zug auf das Zwerchfell aus. Darum sind *diese Stellungen für die Aktivierung und Kräftigung des Zwerchfells ungünstig*

Merke: Entscheidend für die Größe der inspiratorischen Exkursionen in den liegenden Körperstellungen ist das Ausmaß des exspiratorischen Hochstandes (HINRICHSEN, 1962).

6.3.1.1.2 Körperstellungen unter Beachtung respiratorischer Bedingungen

Verschiedene Abschnitte des respiratorischen Systems, d. h. die Atemwege, die Lunge und der Pleuraspalt, werden bei Erkrankungen durch Körperstellungen beeinflußt.

Körperstellungen zur Atemerleichterung bei obstruktiven Atemwegserkrankungen

Patienten mit Asthma bronchiale, obstruktiver Bronchitis, Mukoviszidose, obstruktivem Emphysem verschaffen sich in Zuständen von Atemnot in Ruhe, bei Atemerschwerung nach körperlicher Belastung oder starker psychischer Erregung durch spezielle Körperstellungen im Liegen, Sitzen oder Stehen Atemerleichterung, sog. »*atemerleichternde Stellungen*«. Diese sind gekennzeichnet durch Aufstützen oder Hochlegen der Arme, den nach vorne gebeugten Oberkörper und erhöhte Muskelspannung im Hals-/Nackenbereich. Aus der Vielzahl dieser atemerleichternden Körperstellungen werden einige im Folgenden dargestellt.

- *Techniken*: Während der Nachtruhe **liegen** die Patienten im Bett mit hochgestelltem Kopfteil auf der Seite. Der untere Arm liegt

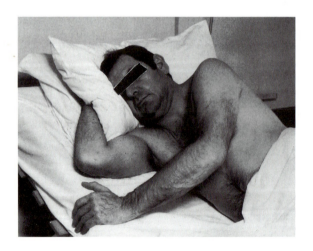

Abb. 62 *Seitlage, Oberkörper auf hochgestelltem Kopfteil.*

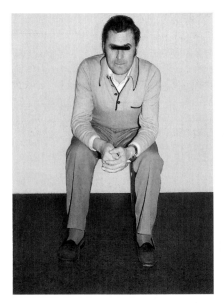
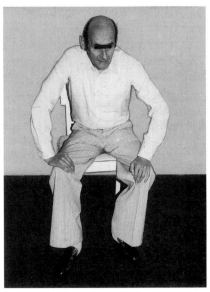

Abb. 63 *Patient im Kutschersitz.*

Abb. 64 *Sitz mit annähernd gestrecktem Armstütz auf den Oberschenkeln.*

unter dem Kopfkissen, während der obere Arm vor dem Körper aufgestützt wird *(Abb. 62)*.

Im schweren Asthmaanfall setzen sich die Patienten im Bett auf und stützen die Hände der gestreckten Arme neben das Gesäß, um die Einatemhilfsmuskeln im oberen Brustkorbbereich und am Hals sowie die Ausatemmuskeln des Oberkörpers optimal einsetzen zu können (s. Teil 1, Abb. 17, 20, S. 43, 48).

Während des Tages **sitzen** die Patienten bei Atemnot im *Kutschersitz* mit aufgestützten Unterarmen auf den Oberschenkeln *(Abb. 63)* oder stützen die annähernd *gestreckten Arme auf die Oberschenkel* *(Abb. 64)*.

In leichterer Atemnot, d. h. bei Atemerschwerung, finden einige Patienten Erleichterung durch Auflegen der Unterarme auf ein Holzbänkchen, das auf einem Tisch steht *(Abb. 65)*; andere Patienten falten die Hände am Hinterkopf *(Abb. 66)*.

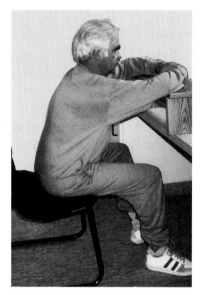 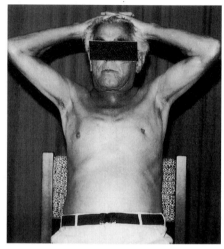

Abb. 65 *Sitz mit Unterarmen auf Holzbänkchen. (nach LAUBER).*

Abb. 66 *Patient mit obstruktivem Emphysem und gewölbtem Thorax im Sitz mit Händen am Hinterkopf gefaltet.*

Die Patienten **stehen** nach Belastung in der *Torwartstellung,* d. h. sie stützen die gestreckten Arme auf die Oberschenkel (*Abb. 67*). Beim Stehen in der Nähe einer Wand stützen sie einen Arm an die Wand und die Hand des anderen Armes auf die Hüfte (*Abb. 68*).
Eine ähnliche Stellung kann auch beim Stützen gegen einen Baum eingenommen werden, z. B. beim Spaziergang in waldigem Gelände.

- *Wirkung:* Durch Abnahme des Schultergürtelgewichtes von den Rippen geraten Thorax und Lunge in Einatemstellung, bzw. die infolge erschwerter Exspiration zum Inspirium angehobene Atemmittellage wird weiter in Richtung Inspirium gehoben. Das Volumen der Lunge wird größer und übt auf die im Lungengewebe verankerten und obstruierten Bronchien einen Zug aus. Die verengten Bronchien werden erweitert, und der erhöhte Atemwegswiderstand sinkt ab (s. Teil 2: »Lumenabhängigkeit des Atemwegswiderstandes«,

S. 77–78): *Die Patienten können leichter atmen.* Die Gesamtwiderstände wurden in mehreren atemerleichternden Körperstellungen mit der oszillatorischen Widerstandsmeßmethode FD 5 der Firma Siemens ermittelt. Dabei zeigte sich, daß in flacher Rückenlage die Gesamtwiderstände am höchsten und im Kutschersitz am niedrigsten waren (SIEMON 1980).

- *Anwendung*: Asthmatiker im Zustand der Atemnot in Ruhe, d. h. *in Ruhedyspnoe*, suchen sich instinktiv Körperstellungen, in denen sie leichter atmen. Patienten mit Mukoviszidose im fortgeschrittenen Stadium, mit obstruktiver Bronchitis oder obstruktivem Emphysem nehmen die atemerleichternden Körperstellungen *nach körperlicher Belastung* ein. Alle Patienten verharren in den Stellungen, bis die Atemnot vorüber ist.

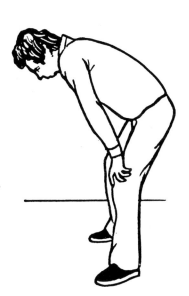

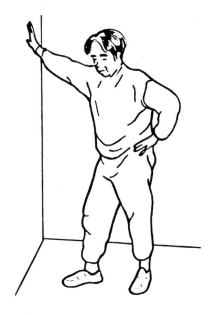

Abb. 67 *Stand mit Handstütz auf den Oberschenkeln: »Torwartstellung«.*

Abb. 68 *Stand mit Handstütz an Wand.*

Patient/-in	E. H., 50 J., männlich		H. R., 55 J., weiblich	
Diagnose	Chron. spast. Bronchitis		obstr. Emphysem	
Sitzhaltung	TGV SOLL 3200 ml	R_{aw}	TGV SOLL 2700 ml	R_{aw}
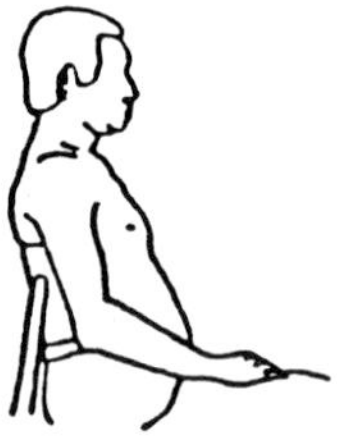	5500	**17,0** cm H_2O l/s **1,67** kPa $\cdot$ l^{-1} $\cdot$ s	5090	**10,8** cm H_2O l/s **1,06** kPa $\cdot$ l^{-1} $\cdot$ s
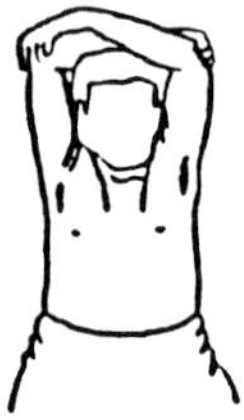	5700	**13,0** cm H_2O l/s **1,28** kPa $\cdot$ l^{-1} $\cdot$ s	5420	**11,0** cm H_2O l/s **1,08** kPa $\cdot$ l^{-1} $\cdot$ s
Subjektives Gefühl	Atemerleichterung		Atemerschwerung	

Abb. 69 Absinken des Atemwegswiderstandes (R_{aw}) und Ansteigen des thorakalen Gasvolumens (TGV) bei zwei Patienten mit Ablegen des Unterarmes auf dem Kopf. Messungen im Ganzkörperplethysmographen.

Merke: Die Wahl der atemerleichternden Körperstellung muß den Patienten überlassen bleiben. Nur sie können diese Wahl treffen. Das zeigen Messungen des Atemwegswiderstandes bei zwei Patienten im Ganzkörperplethysmographen (*Abb. 69*).

Die Meßergebnisse zeigen bei einem Patienten mit chronisch spastischer Bronchitis eine Zunahme des thorakalen Gasvolumens (TGV) von 5500 auf 5700 ml. Die Lunge ist stärker gebläht, die obstruierten Bronchien sind erweitert, und der erhöhte Atemwegswiderstand (R_{aw}) sinkt von 17,0 cm/l/s auf 13,0 cm/l/s ab. *Der Patient spürt Atemerleichterung.* Die Meßeinheit für den R_{aw} wird in cm H_2O bzw. in kPa ausgedrückt. Gemessen wird der Druck, der erforderlich ist, damit 1 Liter Luft pro Sekunde durch die Atemwege strömt. Der normale Druck beträgt 1–3 cm H_2O/l/s bzw. 0,1–0,3 kPa/l/s.

Bei einer Patientin mit schwerem obstruktivem Emphysem bewirkt die gleiche Armhaltung zwar auch eine Zunahme des TGV von 5090 auf 5420 ml jedoch kein Absinken des R_{aw}, vielmehr sogar ein geringfügiges Ansteigen von 10,8 auf 11,0 cm H_2O/l/s. *Die Patientin spürt keine Atemerleichterung.*

Körperstellungen zur Drainage des Bronchialsekretes bei Sekretstagnation, sog. Drainagelagerungen

Zur Unterstützung des Sekrettransportes bzw. der Sekretelimination sollten bei bettlägerigen Patienten mit viel Sekretproduktion entsprechende Körperstellungen genutzt werden. Die in den 50er Jahren von THACKER im Harefield Hospital, London, entsprechend dem Verlauf der broncho-pulmonalen Segmente zusammengestellten 12 Drainagepositionen wurden von erfahrenen Krankengymnasten auf wenigere Lagerungen reduziert. Häufig genügen 3–4 Drainagepositionen.

- *Techniken*: Die Patienten wechseln zwischen Rückenlage, Seitlagen und Aufsitzen. Sie verharren 5–10 Minuten in diesen Positionen. Bei starker Sekretansammlung wird der Sekrettransport durch manuelle exspiratorische Thoraxkompression durch Therapeuten unterstützt (*Abb. 70*).

- *Wirkung*: Aus den peripheren Bronchien, die sich senkrecht über den zentralen befinden, wird das Sekret in Richtung Trachea transportiert, was durch den die Bronchien verengenden Effekt der Kompression unterstützt wird.

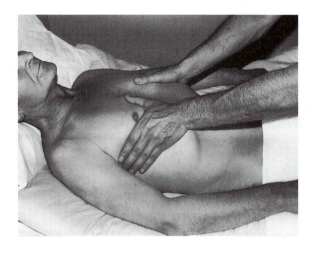

Abb. 70 *Kompression
mit beiden Händen
auf den ventralen
Rippen während der
Ausatmung.*

- *Anwendung*: Die Lagerungen sind in Verbindung mit der exspiratorischen Thoraxkompression bei geschwächten bettlägerigen Patienten erfolgreich. Sie sollten zweimal täglich angewandt und – wenn erforderlich – mit Absaugen des Sekretes gekoppelt werden.

**Körperstellungen zur Blutumverteilung im Lungenkreislauf
bei Hypostase des Lungenblutes**

Wie im Abschnitt über Perfusion der Lunge (Teil 2, S. 64–65) dargestellt, unterliegt der Lungenkreislauf der Schwerkraft. Daher entsteht in Rückenlage beim bettlägerigen Patienten eine Hypostase, d. h. ein Blutstillstand in den abhängigen (kaudalen) Lungenabschnitten. Die Stase begünstigt den Angriff von Pneumonieerregern und damit die *Entstehung einer hypostatischen Pneumonie.*

- *Techniken*: Liegende Patienten sollten mehrmals täglich in rechte, linke Seitlage, Rückenlage und Sitzen gebracht werden und in jeder Stellung, wenn möglich 10–30 Minuten verharren.

- *Wirkung*: Der Wechsel der Körperstellungen führt zur Blutumverteilung im Lungenkreislauf und verhindert die Hypostase des Blutes.

- *Anwendung*: Bettlägerige Patienten, die relativ bewegungslos auf dem Rücken liegen (Herzkranke, Patienten mit Paresen), sollen mehrmals am Tag in die verschiedenen Körperstellungen gelagert werden.

Körperstellungen zur Bewegungsanregung der Pleurablätter und zur Pleuraschwartendehnung nach Pleuraergüssen

Zur Prophylaxe von Pleuraschwarten nach Pleuritis exsudativa eignen sich Körperstellungen, die mit Atemübungen verbunden werden. – Um die Therapie optimal durchführen zu können, wurden bei einigen gesunden und kranken Personen die Zwerchfellkuppenbewegungen in ihrem medialen und lateralen Anteil, die Entfaltung der Komplementärräume und die Bewegungen der Rippen in den therapeutischen Körperstellungen, d. h. in den Seit- und den Dehnlagen, mit Röntgendurchleuchtungen festgestellt, Röntgenbilder angefertigt und danach Skizzen gezeichnet (s. dazu ALBERS und EHRENBERG, 1959).

- *Techniken*: Seitlagen auf gesunder und kranker Seite werden ca. 15 Minuten zweimal täglich durchgeführt. In den Seitlagen werden mehrere tiefe Atemzüge ausgeführt. Dabei wird in der Lage auf der gesunden Seite der Arm der oben befindlichen kranken Seite auf den Kopf gelegt. Dehnlagen bzw. Seitneigelagen zur kranken und zur gesunden Seite sowie Drehlagen werden ebenfalls angewandt. Die Dehnlagen werden bei lateralen und ventralen Prozessen auf dem Rücken, bei dorsalen Prozessen in Bauchlage ausgeführt. Zur Unterstützung der Dehnung wird der Arm der gedehnten Seite über den Kopf gelegt. Eine Oberkörpergymnastik mit Drehen, Seitbeugen und Strecken wird angeschlossen und später schnelles Gehen und Traben dazugenommen.

- *Wirkung*: Angenommen wird eine Resorption des Restergusses sowie die Dehnung einer frischen Verschwartung. Vorgebeugt wird der stärkeren Schrumpfwirkung einer gebildeten Schwarte. *Wirkung der Seitlagen*: In der Röntgendurchleuchtung erkennt man beim abdominal atmenden Gesunden eine gleichmäßige Bewegung der Zwerchfellkuppen. Die Zwerchfellkuppe der aufliegenden Seite macht etwas größere Exkursionen, die beim thorakal Atmenden etwas kleiner sind. Beim Kranken ist bei starker Verklebung in der Lage auf der kranken Seite keine Bewegung der lateralen Zwerchfellabschnitte und keine Entfaltung der Komplementärwinkel zu sehen. Beim Liegen auf der gesunden Seite wird diese leicht komprimiert und ein Zug auf die oben liegende laterale Zwerchfellkuppe ausgeübt. *Wirkung der Dehn- bzw Seitneigelagen:* Auch hier erfolgen beim Gesunden bei maximaler Ein- und Ausatmung gleichmäßige Bewegungen der Zwerchfellkuppen auf der eingebeugten und der gedehnten Seite. Beim Kranken erkennt man in der Dehnlage zur kranken Seite eine stärkere Bewegung der medialen Zwerchfellkuppe. In der Dehnlage zur gesunden Seite werden die Rippen auf der gedehnten kranken Seite gespreizt, und die an den Rippen haftende laterale Zwerchfellkuppe wird auseinandergezogen.

- *Anwendung:* Auf Grund der beschriebenen Befunde lassen sich in der therapeutischen Anwendung der Lagen die Atembewegungen der einzelnen Zwerchfellkuppe und der entsprechenden Rippenanteile fördern. Hierdurch ergibt sich ein gezielter Dehnungseinfluß und eine Bewegungsverstärkung zur Unterstützung des Ausheilungsprozesses der erkrankten Seite. Der Zeitpunkt des Therapiebeginns ist wichtig. Er muß nach der beginnenden Konsolidierung des entzündlichen Prozesses erfolgen. Anhalt dafür geben der Temperaturabfall, das Zurückgehen der erhöhten Blutkörperchensenkung und die Röntgenuntersuchung. Die Dosierung richtet sich nach den Konsolidierungszeichen. Erneut auftretender Körpertemperaturanstieg und verlangsamter Rückgang der Blutkörperchensenkungsgeschwindigkeit zwingen zu vorübergehendem Aussetzen oder sehr vorsichtiger Steigerung der Atemzugtiefe sowie verkürzter Dauer der einzelnen Behandlung. Schmerzen nach der Behandlung sollen nicht auftreten. Unabhängig von der Behandlung eintretende Schmerzen sind als sog. Verschwartungsschmerzen zu werten und sind unbedenklich. Der Sitz einer beginnenden Verschwartung ist an den sichtbaren und mit den Händen spürbaren asymmetrischen Atemexkursionen des Brustkorbes zu erkennen. Bei entstandener Schwarte sollen die Patienten für ca. 6 Monate täglich je 2–3 Lagen üben und ein Oberkörpergymnastikprogramm gekoppelt mit tiefen

Atemzügen absolvieren. Bei vorsichtiger Dosierung konnten wir auch bei der meist tuberkulösen Ursache der Pleuritis exsudativa eine Schwartenbildung verhindern, ohne den Heilungsverlauf der Tuberkulose zu irritieren. Bei alten Schwarten wird sofort mit stärkerer Dehnung begonnen. Hier läßt sich lediglich der noch bewegliche Anteil von Zwerchfell und Rippen mobilisieren aber kein Einfluß auf die Verschwartung ausüben.

6.3.1.1.3 Körperstellungen unter Beachtung gewebslockernder Bedingungen

Eine normale Grundinnervation (Grundtonus) der Körper- und Atemmuskeln ist wesentliche Voraussetzung für ökonomische Atembewegungsabläufe.

Körperstellungen zur Herabsetzung von Haut- und Muskelverspannungen des Oberkörpers bei hohem Haut- und Muskelspannungszustand

Aus der Atem- und Lösungstherapie von SCHAARSCHUCH und HAASE werden Dehn- und Drehlagen sowie »Packegriffe« verwandt. Dabei ist die Konzentration auf die Atembewegungen wichtig.

- ***Techniken**: Zur Entwicklung der Dehnlagen auf dem Rücken* liegen die Patienten auf einer nicht zu weichen Unterlage, lagern die Beine zu einer Seite, legen den Arm der konvexen Seite neben den Kopf und ziehen den Oberkörper behutsam zur konkaven Seite (*Abb. 71*).

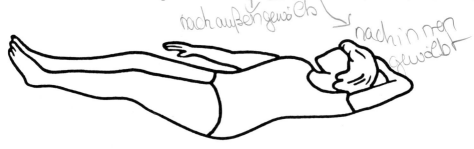

Abb. 71 *Dehnlage auf dem Rücken.*

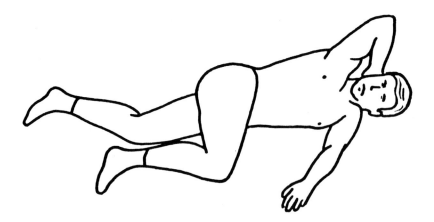

Abb. 72 *Drehlage mit Hand am Hinterkopf für Patienten mit Schultergelenkbe-schwerden.*

An der Stelle der stärksten Dehnung auf der ~~konkaven~~ konvex Seite wird von den Therapeuten oder von den Patienten selbst der »Packegriff« ausgeführt. Dieser die Haut vom Körper wegziehende Griff wird zur Vermeidung von »Kneifen« mit an die Handfläche angelegtem Daumen ausgeführt (s. »Manuelle Techniken« S. 199) und während mehrerer Atemzüge gehalten. Zur Entwicklung der *Drehlage* liegen die Patienten auf der Seite, das obere Bein rechtwinklig in Knie- und Hüftgelenken vor dem Körper abgelegt, die Hand des oberen Armes am Hinterkopf (*Abb. 72*).

An der Stelle der stärksten Dehnung wird – wie bei der Dehnlage – der Packegriff ausgeführt. Empfinden die Patienten im Schultergelenk keine Schmerzen, nehmen sie die Hand vom Hinterkopf, strecken den Arm und lassen ihn in Richtung Unterlage sinken.

In beiden Dehnlagen verharren die Patienten ca. 10 Minuten und lenken ihre Aufmerksamkeit auf den abdominalen Atembewegungsraum, d. h. sie erarbeiten sich die sog. *Atembasis* (SCHAARSCHUCH, 1979). In der anschließenden Rückenlage vergleichen sie das Empfinden der gedehnten mit der nicht gedehnten Seite. Durch eine gezielte Fragetechnik werden sie zu diesem Vergleichen angeleitet:

– Empfinde ich das Aufliegen des Rückens nach den Dehnlagen anders, leichter oder schwerer, liegt der Lendenteil breiter auf?
– Empfinde ich die gedehnte Seite weiter oder enger, leichter oder schwerer, länger oder kürzer als die nicht gedehnte Seite?
– Empfinde ich den Bauchatembewegungsraum deutlicher und größer als vorher?

• *Wirkung*: Während der Dehnlage entsteht ein deutliches Wahrnehmen der Atembewegungen des Abdomens, weil der Thorax in der Dehnlage fixiert ist. Nach der Dehn- wie auch der Drehlage empfinden die Patienten die gedehnte Seite weit und leicht. Eine fest auf der Thoraxmuskulatur verhaftete Haut wird gelockert und eine erhöhte Oberkörpermuskelspannung gemindert, d. h. erhöhte Gewebswiderstände in Haut und Muskeln werden herabgesetzt.

• *Anwendung*: Zu empfehlen für Patienten mit erhöhter Haut- und Muskelspannung des Oberkörpers, die außerdem ein gering entwickeltes Empfinden für den abdominalen Atembewegungsvorgang haben und die Dehn- und Drehlagen selbständig üben können. Patienten mit Schulterbeschwerden ermöglicht die Drehlage mit der Hand am Hinterkopf ein beschwerdefreies Üben.

Für ausführlichere Angaben über die Dehn- und Drehlagen s. »Lösungstherapie«, HAASE, EHRENBERG und SCHWEIZER, 1985.

untere Drehlage = Hockdrehlage
Rückendrehdehnlage
Bauchdrehdehnlage   *C-lage*

6.3.1.1.4 Körperstellungen unter Beachtung psychischer Bedingungen

Ein entspanntes (gelöstes) Verhalten ist für Patienten mit Erkrankung der Atmungsorgane wichtig, weil Unruhe die schon erhöhte Atemarbeit noch weiter erhöht und die Patienten erschwert atmen. Darum sind Körperstellungen nützlich, die günstige Voraussetzungen für ein entspanntes Verhalten bieten.

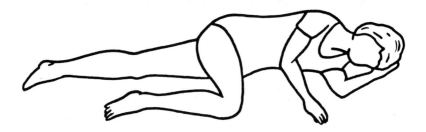

Abb. 73 *Halbseitenlage zum Herstellen eines entspannten Zustandes.*

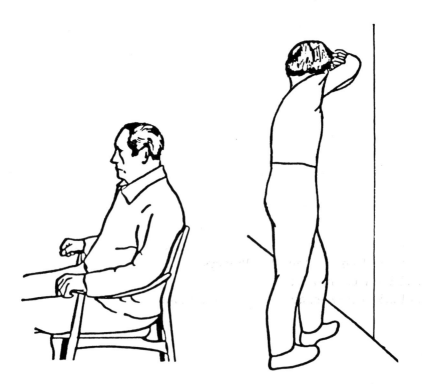

Abb. 74 *Sesselsitz mit Armen auf Seitenlehnen.*

Abb. 75 *Stand vor einer Wand zum Herstellen eines entspannten Zustandes.*

Körperstellungen zur Herstellung eines entspannten Zustands bei unruhigem Verhalten

● *Techniken*: Die Patienten liegen in der Halbseitenlage (*Abb. 73*), sitzen im Sessel mit Armen auf Seitenlehnen *(Abb. 74)*, stehen vor einer Wand mit in Kopfhöhe gestützten Unterarmen (*Abb. 75*) oder in anderen von den Patienten als entspannend empfundenen Körperstellungen. Sie spüren das Abgeben ihres Körpergewichtes auf die Unterlage in liegender und sitzender Stellung und in stehender auch gegen die Wand.

● *Wirkung*: Die Körperstellungen unterstützen das Ausruhen,weil sie bequem sind und die Patienten sich entspannen können.

● *Anwendung*: Die Körperstellungen werden eingenommen im Liegen, während der Mittagsruhe, im Sitzen und Stehen, während des beruflichen Tageslaufs.

6.3.1.2 MANUELLE TECHNIKEN

Definition: Es handelt sich hier um solche Techniken, die von den Therapeuten oder den Patienten selbst mit Händen oder Handgeräten am Oberkörper ausgeführt werden.
Unterschieden werden:
6.3.1.2.1 Techniken aus der Klassischen Massage
6.3.1.2.2 Techniken mit den Massagegeräten »Vibrax«, »Igelball«
6.3.1.2.3 Techniken aus der »Bindegewebsmassage«
6.3.1.2.4 Techniken aus der »Lösungstherapie«
6.3.1.2.5 Techniken aus der »Kontaktatmung«.

6.3.1.2.1 Techniken aus der Klassischen Massage

Vor der Massage wird der *Tastbefund* erhoben, d. h. mit Fingerkuppendruck wird – besonders auf den Nacken- und den Zwischenrippenmuskeln – die Muskelspannung im Sitzen, und zwar im Seitenvergleich, ertastet (*Abb. 76*).

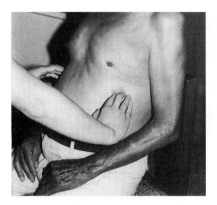 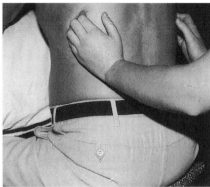

Abb. 76 *Tasten der Zwischenrippenräume,* **a** *(links) ventral,* **b** *(rechts) dorsal.*

Es zeigen sich bei manchen Patienten verschmälerte Zwischenrippenräume als Zeichen erhöhter Zwischenrippenmuskelspannung und
zwar häufig bei chronischen Hustern.

*Die Massagegriffe sind bekannt, müssen aber bei Patienten mit Atemwegs-
erkrankungen in der speziellen Durchführung beschrieben werden.*

- *Techniken*: Die Patienten sitzen vor einem Tisch oder im Reitsitz
  mit abgelegten Armen auf Tisch bzw. Stuhllehne. Die Therapeuten
  streichen vom Kopf über Nacken und Rücken abwärts bis zum
  Kreuzbein, ziehen dann die Hände auf dem Handrücken hoch bis
  zum Nacken und wiederholen dies zweimal. Anschließend gleiten
  die Hände gleichzeitig vom Kopf über den linken und rechten Arm
  der Patienten abwärts bis über die Finger und aufwärts mit Fingerkuppen zurück zum Nacken mit 2 Wiederholungen. Streichungen
  auf dem Brustkorb als sog. *Ausstreichen der Zwischenrippenräume* mit
  mehreren Wiederholungen schließen sich an (*Abb. 77*).
  Mit *Zweihandknetungen* folgt die Lockerung der häufig verspannten
  Nackenmuskeln, mit *Einhandknetungen* die Muskelabschnitte der
  lateralen Brustkorbwand einschließlich der hinteren Achselwand.
  Muskelhärten bearbeitet man mit *Zirkelreibungen der Fingerkuppen*.
  Vibrationen werden mit Auf- und Abbewegungen der Hände unab-

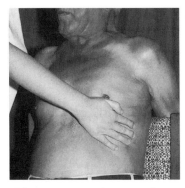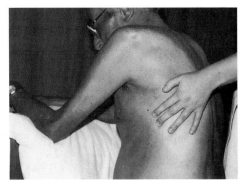

Abb. 77 *Ausstreichungen der Zwischenrippenräume.* **a** *(links) Ausstreichen auf den ventralen und* **b** *(rechts) auf den dorsalen Zwischenrippenräumen.*

hängig von den Atemphasen oder – bei nicht zu schneller Atemfrequenz – während der Ausatmung durchgeführt.

● *Wirkung*: Erhöhte Spannungen in Haut und Muskeln des Oberkörpers (sog. Gewebswiderstände des Brustkorbs) werden herabgesetzt. Die Patienten fühlen nach der Massage Atemerleichterung.
Bei starkem Druck der vibrierenden Hände entsteht eine Tiefenwirkung auf intrathorakale Atemwege mit Unterstützung der Sekretelimination aus sekrethaltigen Bronchien.

● *Anwendung*: Massagen benötigen Patienten mit erheblichen Nacken- und Rückenbeschwerden, mit langanhaltenden Hustenattacken, mit gestörter Sekretelimination, mit atemabhängigen Schmerzen in bestimmten Brustkorbabschnitten, mit geringer Leistungsfähigkeit bei schwerer respiratorischer Insuffizienz.

6.3.1.2.2 Techniken mit den Massagegeräten »Vibrax«, »Igelball«

Vor dem Einsatz der Geräte wird kein Tastbefund erhoben, sondern die Therapeuten richten sich nach den erfragten Beschwerden der Patienten.

- *Techniken*: Das *Vibrationsgerät* »*Vibrax*« kann in zwei Stärkegraden auf verschiedenen Brustkorbabschnitten von den Therapeuten angewandt werden.
  Mit den *Igelbällen* werden verschiedene Abschnitte des Oberkörpers »berollt« entweder von den Therapeuten oder von Angehörigen bzw. Freunden oder von den Patienten selbst.

- *Wirkung*: Die Vibrationen des Vibrax sind intensiver als die Handvibrationen und vermitteln den Patienten ein sehr angenehmes Empfinden im Brustbereich. Sie unterstützen bei Patienten mit erheblicher Sekretproduktion (Bronchitikern, Operierten) die Sekretelimination.
  Nach der Igelballbehandlung haben die Patienten ein ausgeprägtes Wärmeempfinden der bearbeiteten Hautabschnitte des Oberkörpers als Zeichen der Hautdurchblutungsanregung.

- *Anwendung*: Die Vibraxanwendung ist hilfreich bei chronisch obstruktiven Bronchitikern und Patienten in der postoperativen Phase.

6.3.1.2.3   Techniken aus der Bindegewebsmassage

- *Techniken*: Befunderhebung und Techniken der Bindegewebsmassage sind bekannt und werden daher hier nicht näher erläutert.

- *Wirkung*: Diese wird durch Sekundäreffekte auf das vegetative Nervensystem erklärt. Patienten mit obstruktiven Ventilationsstörungen reagieren unterschiedlich auf die Massage. Einige spüren Atemerleichterung, andere Atemerschwerung. Dies zeigten auch Messungen im Bodyplethysmographen, d. h. bei einigen Patienten erfolgte ein Anstieg des Atemwegswiderstandes, bei anderen ein Abfall (Siemon und Ehrenberg, 1972). Patienten mit restriktiven Ventilationsstörungen, d. h. mit eingeschränkter Dehnfähigkeit der Lunge, reagierten positiv. Sie empfanden besonders die »Anhakstriche« an der lateralen Brustkorbwand angenehm und konnten »tiefer durchatmen«.

- *Anwendung*: Bei Patienten mit Erkrankungen der Atmungsorgane wird die Bindegewebsmassage häufig bei Kuraufenthalten eingesetzt. Bei Patienten mit Atemwegsobstruktion mit starker broncho-spastischer Komponente muß die Verträglichkeit gut beobachtet werden, d. h. ob Atemerleichterung oder Atemerschwerung auftritt. Einzelne Striche, z. B. von dorsal am unteren Rippenrand nach ventral bis über das Brustbein zum Hals, können mit dem Üben von Atemtechniken gekoppelt werden.

6.3.1.2.4 Techniken aus der »Lösungstherapie«

Die Packgriffe der Lösungstherapie haben sich bewährt und werden häufig bei Patienten angewandt.

- *Techniken*: Die Haut wird – bei an die Handfläche angelegtem Daumen – zwischen Handwurzel und Fingerkuppen gegriffen, behutsam, d. h. gemäß ihrer Dehnbarkeit, vom Körper weggezogen und *für die Dauer einiger Atemzüge* gehalten. Von Therapeuten werden sie in Rücken- und in Bauchlage, im Sitzen ventral und dorsal ausgeführt. Patienten können die Griffe – als manuelle Selbsthilfetechnik – vorne am Bauch und seitlich an der Brustwand anwenden (*Abb. 78*). Die Packgriffe werden auch »bekleidet« – also am beklei-

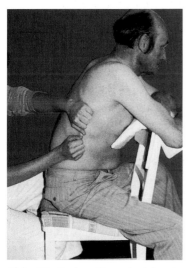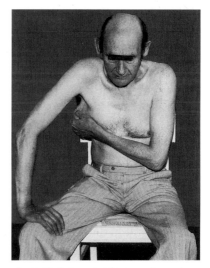

Abb. 78 *Packgriff an der lateralen Brustwand.* **a** *(links) vom Therapeuten ausgeführt,* **b** *(rechts) vom Patienten ausgeführt.*

deten Patienten – genutzt. Ein Packen im Atemrhythmus, d. h. Ziehen beim Einatmen und Lösen beim Ausatmen, führen wir nicht durch. Auch von SCHAARSCHUCH u. HAASE wurde das nie geübt.

• *Wirkung*: Die Haut mit einem erhöhten Turgor wird gedehnt, und diese Gewebswiderstände werden gemindert. Bei Patienten, die Atemerleichterung während der Packegriffe angaben, konnte bei Messungen im Ganzkörperplethysmographen eine Senkung des zuvor erhöhten Atemwegswiderstandes festgestellt werden, z. B. von 0,52 kPa/l/s auf 0,29 kPa/l/s, ohne daß das thorakale Gasvolumen (TGV) bzw. das intrathorakale Gasvolumen (ITGV) anstieg (SIEMON, 1980).

• *Anwendung*: Therapeuten kombinieren die Packegriffe häufig mit Techniken der klassischen Massage. Sie wenden sie viel bei Patienten mit Atemwegsobstruktion an. Patienten mit erschwerter Atmung verwenden die Packegriffe selbst in Körperruhe, aber auch nach Belastung.

6.3.1.2.5 Techniken aus der »Kontaktatmung«

Handkontakte können während der Ein- und Ausatmung gegeben werden. Sie haben große Bedeutung bei der Atemtherapie mit Kindern, sind aber auch in der Therapie mit Erwachsenen hilfreich.

• *Techniken*: Bei den auf dem Rücken gelagerten Patienten schmiegt sich eine Hand des Therapeuten/der Therapeutin in möglichst breitem Kontakt an die unteren Rippen im lateralen Bereich an (*Abb. 79*). Während der *Einatmung* gibt die auf den unteren Rippen liegende Hand einen leichten Widerstand für die Bewegung dieser Rippen nach lateral, sog. Richtungswiderstand.
Bei einer weiteren Technik liegen beide Hände auf verschiedenen Abschnitten der ventralen oder dorsalen Rippenpartien der liegenden oder sitzenden Patienten. Während der *Ausatmung* komprimieren die Hände den Thorax im Rhythmus der Ruheatmung, sog. exspiratorische Thoraxkompression (*Abb. 80*).

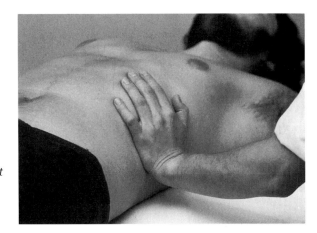

Abb. 79 Handkontakt an den lateralen Rippen während der Einatmung.

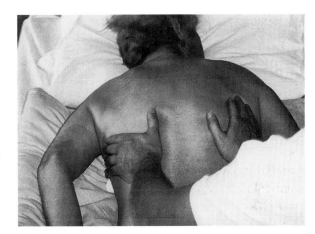

Abb. 80 Kompression mit beiden Händen auf den dorsalen Rippen während der Ausatmung.

Die Therapeuten müssen sich gut dem Atemrhythmus der Patienten anpassen und spüren, wie nach der Kompression, die mit leichtem Vibrieren kombiniert werden kann, die *Einatembewegung unter ihren Händen zunehmend größer* wird.

- *Wirkung:* Der *inspiratorische Widerstand* an einer Rippenseite vergrößert die Einatembewegungen der unteren Rippen dieser Seite und des anteiligen Zwerchfellabschnittes. Die *exspiratorische Thorax-kompression* vergrößert die Atembewegungen der bearbeiteten Rippen, unterstützt den Sekrettransport bei starker Sekretproduktion und mobilisiert den Thorax. Die Kompression verschafft Patienten mit versteiftem Thorax und respiratorischer Insuffizienz Atemerleichterung für einige Stunden nachher.

- *Anwendung*: Der inspiratorische Richtungswiderstand wird bei Patienten mit einseitigen Krankheitsprozessen des respiratorischen Systems verwandt, d. h. bei Minderbelüftung nach operativen Eingriffen, bei Atemmuskelfunktionsstörungen, nach entzündlicher Pleuritis.
  Die exspiratorische Thoraxkompression wird eingesetzt bei Patienten mit Bronchiektasen und chronischer Bronchitis, mit Atemmuskelermüdung, mit Mukoviszidose, mit starrem Thorax infolge chronisch obstruktivem Emphysem, mit Atemmuskelfunktionsstörungen.

Abschließende Bemerkung

In mehreren krankengymnastischen/physiotherapeutischen Verfahren bzw. Techniken werden *manuelle Reize* auf den Thorax gesetzt, die auf die Atmungsvorgänge wirken. Es sind dies die Reflektorische Atemtherapie, die Lösungstherapie, die Voijta Therapie, die Propriozeptive neuromuskuläre Fazilitation, die Manuelle Therapie, die Bobath Therapie und andere. Diese Aussage gilt auch für osteopathische Verfahren. Nicht alle konnten hier berücksichtigt werden. Die darin erfahrenen Therapeuten werden manuelle Techniken daraus gemäß ihrer Erfahrungen einsetzen.

6.3.1.3   ATEMTECHNIKEN

Die von den Patienten selbständig durchgeführten Atemtechniken sind:

6.3.1.3.1 Wahrnehmen des Atemmusters

6.3.1.3.2 Einatemtechniken

6.3.1.3.3 Ausatemtechniken

6.3.1.3.4 Kombinierte Ein- und Ausatemtechniken

6.3.1.3.5 Hustentechniken

6.3.1.3.6 Bewegen und Halten

Die Vermittlung der Atemtechniken sollte möglichst fehlerfrei erfolgen, d. h. die Patienten müssen die Techniken schnell erlernen. Erfahrungsgemäß erhöht das schnelle Erlernen die Motivation der Patienten zur Mitarbeit. Darum sind effektive Lehr- und Lernmethoden, die verbal/taktil/visuell gegeben werden, wichtig. *Bei der Darstellung der Atemtechniken in der Gliederung Technik – Wirkung – Anwendung wird auch der Lernvorgang erläutert.*

6.3.1.3.1   Wahrnehmen des Atemmusters

Definition: Das Lenken der Aufmerksamkeit der Patienten auf Atembewegungen, Atemrhythmus und Atemwege bezeichnen wir als »Wahrnehmen des Atemmusters«.

Wahrnehmen von Atembewegungen und Atemrhythmus

Einführung: Der rhythmische Wechsel von Einatembewegungen und Ausatembewegungen ist ein im Atemzentrum vorgeprägter Funktionsablauf, der für die Menschen unbewußt ist (s. Teil 2 »Atemregulation«, S. 84). In der Atemtherapie wird er bewußt gemacht, damit die Patienten ihre Atemtechniken kontrollieren können.

Merke: Die Worte »einatmen« und »ausatmen« sind beim Wahrnehmen der Atembewegungen anfangs zu vermeiden, damit kein inspiratorisches Schulterhochziehen und exspiratorisches Bauchmuskelanspannen entsteht. Bei bewußtseinsgetrübten Patienten können dagegen die Worte benutzt werden, weil diese Patienten infolge ihrer »zentralen Dämpfung« nicht mehr Muskeln einsetzen als erforderlich.

Unerläßliche Voraussetzung für das bewußte Wahrnehmen der Atembewegungen ist:

- das *Interesse der Patienten, sich dem »Spüren« ihrer Spontanatembewegungen zu unterziehen,* wozu eine kurze Erklärung über die Entstehung der Bauch- und Rippenatembewegungen gehört,
- die *Gliederung der Atembewegungen in Abschnitte, sog. Sequenzen.* Nach UNGERER (1971) beginnt in einem Bewegungsablauf eine neue Sequenz, wenn die Bewegungsrichtung sich ändert. In diesem Sinne bestehen die Ein- und Ausatembewegungen aus zwei Sequenzen, die als Bauch- und Rippenbewegungen ablaufen. Die Bauchbewegungen erfolgen nach ventral, lateral, kaudal bzw. beckenwärts und lumbo-dorsal, die Rippenbewegungen nach ventral, lateral, kranial bzw. kopfwärts, und thorako-dorsal.

Das *Wahrnehmen der Atembewegungen geschieht taktil und verbal,* d. h. mit *Handkontakt und verbaler Information.* Die Handkontakte geben die Therapeuten oder die Patienten selbst. Die verbale Information erfolgt mit *Lerntexten, sog. »Basaltexten«* (Grundtexten), die von mehreren zu wenigen Worten abgebaut werden und dann wie Signale wirken (UNGERER, 1971).

Wir fassen *das Wahrnehmen der Atembewegungen wie eine sensomotorische Fertigkeit* auf, denn das Wahrnehmen, der *sensorische Prozeß,* steht in engem Zusammenhang mit dem Bewegen, dem *motorischen Prozeß.* Daher verwenden wir zum Wahrnehmen, d. h. zum Kennenlernen der Atembewegungen, das *Lernmodell der Sensomotorik.* Danach ist Lernen ein geregelter Vorgang, der zwischen dem Menschen als dem Informationen verarbeitenden und der Umwelt als dem Informationen liefernden System in einem Regelkreis, dem *sensomotorischen Regelkreis,* abläuft. Ein Regelkreis ist das aus der Technik entlehnte Denkmodell, bei dem eine Regelgröße bzw. ein Vorgang gegen Störungen konstant gehalten werden soll (s. Teil 2, »Atemregulation«, S. 86). Die zu *regelnde Größe* im sensomotorischen Regelkreis zum Wahrnehmen der Atembewegungen ist das Konstanthalten der annähernd gleichmäßigen Folge von Ein- und Ausatembewegungen, d. h. das Konstanthalten des Atemrhythmus: Einatmung/Ausatmung/Pause. *Störungen entstehen durch Überaktivität der Patienten,* z. B. wenn sie die Ruheatembewegun-

gen willkürlich verändern wollen und nicht lernen, sich dem unwillkürlichen Wechsel von Ein- und Ausatembewegungen zu überlassen.
Im sensomotorischen Regelkreis gilt als Regelzentrum das *Bewußtsein*.
Die Therapeuten informieren das Bewußtsein der Patienten über die
wahrzunehmenden Atembewegungen = *Sollwert*. Die Patienten nehmen ihre Atembewegungen wahr = *Istwert*. Das Bewußtsein der Patienten vergleicht durch Rückmeldung den Sollwert mit dem Istwert
und stellt Übereinstimmung oder Abweichung fest. Stimmen Sollwert
und Istwert überein, haben die Patienten die Atembewegungen wahrgenommen und damit kennen gelernt. Die wahrgenommene Atembewegung ist dann allerdings noch unsicher und muß erst durch
planmäßiges Wiederholen des Wahrnehmungsvorganges zur sicheren
Fertigkeit werden.

Für das Wahrnehmen der Bewegungsabläufe durch die Patienten
haben sich bewährt:

- für die *Bauchatembewegungen* die Worte »vorwärts, seitwärts, beckenwärts bzw. (im Sitzen) nach unten, rückwärts im Lendenbereich«,
- für die *Rippenatembewegungen* die Worte »vorwärts, seitwärts, kopfwärts, rückwärts im Brustbereich«.

Die folgenden *an vielen Patienten erprobten Basaltexte* werden im Liegen, Sitzen oder Stehen durchgeführt und sind z. B. für die *Bauchatembewegungen* nach ventral und lateral *mit Handkontakt*:

- »der Bauch bewegt sich vorwärts und zurück / vorwärts und zurück /
vor – vor – vor«
- »der Bauch bewegt sich seitwärts und zurück / seitwärts und zurück /
seit – seit – seit«
- »der Bauch bewegt sich *gleichzeitig* vorwärts-seitwärts und zurück /
vorwärts-seitwärts und zurück / vor-seit – vor-seit – vor-seit«.

Die Atembewegungen des Bauches nach ventral und lateral sind die
am meisten wahrzunehmenden Bewegungen. Haben die Patienten
diese Bewegungen mit Text und Handkontakt wahrgenommen, können Text und Handkontakt entfallen.

Das *Wahrnehmen der Bauchatembewegungen nach lumbo-dorsal* wird in
Rückenlage mit angebeugten Beinen oder in Bauchlage geübt und von

einigen Therapeuten als »Rückenatmung« bezeichnet. Die Basaltexte sind:

- der Bauch bewegt sich rückwärts (nach hinten) / mehr und weniger / mehr und weniger / mehr – mehr – mehr.

Das *Wahrnehmen der Bauchatembewegungen nach kaudal* wird mehr im Sitzen geübt und meist von Frauen. Die Basaltexte sind:

- der Bauch bewegt sich nach unten (beckenwärts) / mehr und weniger / mehr und weniger / mehr – mehr – mehr.

Nach dem Wahrnehmen der Bauchatembewegungen werden die Patienten auf den *Atemrhythmus »Einatmung / Ausatmung / Pause« konzentriert*. Sie lernen die längere Ausatemdauer im Vergleich mit der Einatemdauer kennen, sowie das Halten der Atempause. Dabei ist *in der Atempause nach der Ausatmung der Einatemimpuls abzuwarten*.

Die an Patienten erprobten *Basaltexte für die Rippenbewegungen* sind nach ventral, kranial (kopfwärts) und nach lateral:

- die Rippen bewegen sich vorwärts und zurück / vorwärts und zurück / vor – vor – vor

- die Rippen bewegen sich seitwärts und zurück / seitwärts und zurück / seit – seit – seit

- die Rippen bewegen sich kopfwärts und zurück / kopfwärts und zurück / kopf – kopf – kopf.

Die *Rippenbewegungen nach rückwärts im Brustbereich* werden aus therapeutischen Gründen den Patienten mit entstandenem Rundrücken bei obstruktiver Ventilationsstörung bewußt gemacht, wenn Strecken des Oberkörpers geübt werden soll (*Abb. 51*).

- *Techniken*: Die Patienten werden aufgefordert, die Augen zu schließen und während des Wahrnehmungsvorgangs nicht zu sprechen. Die Therapeuten oder die Patienten selbst legen ihre Hände an die Region der wahrzunehmenden Atembewegungen zur »*Vorinformation*«. Je nach Atembefund wählen die Therapeuten, welche Atembewegungen die Patienten wahrnehmen sollen. In einem *Lernprogramm mit mehreren Lernschritten* wird das Wahrnehmen durchgeführt. Nach jedem Lernschritt sollen die Patienten in einem *kur-*

zen Gespräch berichten, ob sie die jeweiligen Atembewegungen wahrgenommen bzw. gespürt haben. Bejahen sie dieses, dann haben sie gelernt, wenn nicht , wird der Vorgang wiederholt.

Wahrnehmen der Bauchatmung nach ventral mit der Therapeutenhand (*Abb. 81*)

LERNSCHRITT

Vorinformation: Spüren Sie die Hand vorne auf dem Bauch, spüren Sie Finger und Handfläche?

Basaltext: Bewegt sich der Bauch vorwärts und zurück / vorwärts und zurück / vor – vor – vor?

Es folgt das *Gespräch*.

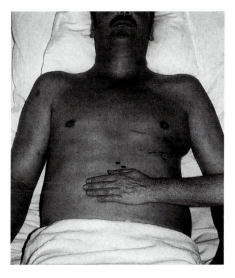

Abb. 81 *Wahrnehmen der Bauch-atembewegung mit Therapeutenhand in Rückenlage im Bett, Oberkörper erhöht.*

Wahrnehmen der Bauchatembewegungen
mit den Patientenhänden nach ventral, lateral
und lumbo-dorsal im Liegen (Abb. 82)

1. LERNSCHRITT

Vorinformation: Spüre ich meine Hand vorne auf dem Bauch, spüre ich Finger und Handfläche?

Basaltext: Bewegt sich mein Bauch vorwärts und zurück / vorwärts und zurück / vor – vor – vor?

2. LERNSCHRITT

Vorinformation: Spüre ich beide Hände seitlich am Bauch?

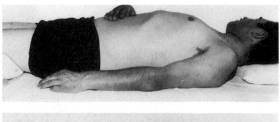

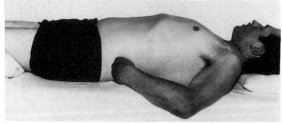

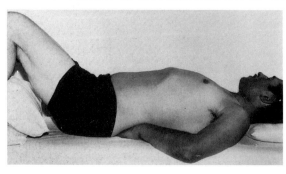

Abb. 82 *Wahrnehmen der Bauchatembewegungen*
a *(oben) nach ventral,*
b *(mitte) nach lateral,*
c *(unten) nach lumbo-dorsal im Liegen.*

Basaltext: Bewegt sich mein Bauch – ohne meinen Willen – seitwärts und zurück / seitwärts und zurück / seit – seit – seit?
Dabei bewegt er sich weniger als vorwärts!

3. LERNSCHRITT

Vorinformation: Spüre ich die Bauchbewegung im Lendenbereich?

Basaltext: Bewegt sich der Bauch nach hinten / mehr und weniger / mehr und weniger / mehr-weniger – mehr-weniger – mehr-weniger?
Es folgt das *Gespräch*.

Wahrnehmen der Bauchatembewegung mit der Patientenhand nach ventral im Kutschersitz *(Abb. 83)*

1. LERNSCHRITT

Vorinformation: Spüre ich meine Hand vorne auf dem Bauch?

Basaltext: Bewegt sich mein Bauch vorwärts und zurück / vorwärts und zurück / vor – vor – vor?
Es folgt das *Gespräch*.

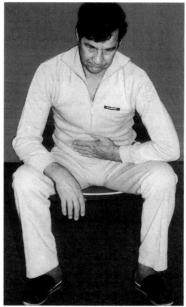

Abb. 83 *Wahrnehmen der Bauchatembewegungen nach ventral im Kutschersitz.*

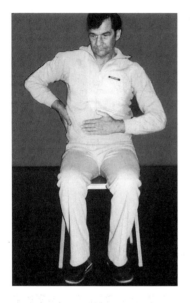

Wahrnehmen der Bauchatembewegungen mit der Patientenhand nach ventral und lateral gleichzeitig im Sitzen (*Abb. 84*)

2. LERNSCHRITT (d. h. nach dem Wahrnehmen nach ventral)

Vorinformation: Spüre ich die Hände vorne und seitlich am Bauch?

Basaltext: Bewegt sich mein Bauch vorwärts und seitwärts gleichzeitig / vorwärts und seitwärts gleichzeitig / vor-seit – vor-seit – vor-seit?

Es folgt das *Gespräch*.

Abb. 84 *Wahrnehmen der Bauchatembewegungen nach ventral und lateral gleichzeitig.*

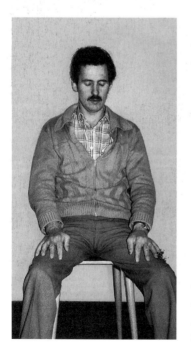

Wahrnehmen der Bauchatembewegungen nach ventral und lateral gleichzeitig ohne Handkontakt im Sitzen (*Abb. 85*)

3. LERNSCHRITT (d. h. nach dem Wahrnehmen mit Handkontakten)

Vorinformation: Spüre ich die Bauchatembewegungen vorwärts und seitwärts gleichzeitig *ohne Handkontakte*?

Basaltext: Bewegt sich mein Bauch vorwärts und seitwärts / vorwärts und seitwärts / vor-seit – vor-seit – vor-seit?

Es folgt das *Gespräch*.

Abb. 85 *Wahrnehmen der Bauchatembewegungen ohne Handkontakt im Sitzen. Augen geschlossen.*

Wahrnehmen der Rippenatembewegung nach ventral und kranial im Sitzen oder Stehen (*Abb. 86*)

1. LERNSCHRITT

Vorinformation: Spüre ich die Hände vorne auf den Rippen mit Handflächen und Fingern?

Basaltext: Bewegen sich die Rippen vorwärts-kopfwärts und zurück / vorwärts-kopfwärts und zurück / vor-kopf – vor-kopf – vor-kopf?

Es folgt das *Gespräch*.

Wahrnehmen der Rippenatembewegung nach lateral und der Bauchatembewegung nach ventral gleichzeitig im Sitzen oder Stehen (*Abb. 87*)

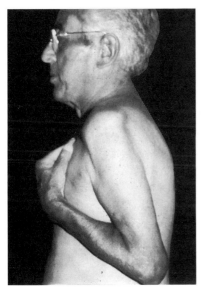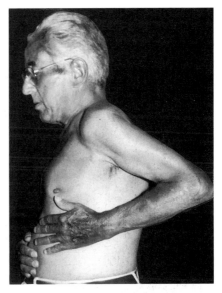

Abb. 86 (*links*) Wahrnehmen der Rippenatembewegung nach ventral in aufrechter Haltung.

Abb. 87 (*rechts*) Wahrnehmen der Rippenatembewegung nach lateral und der Bauchatembewegung nach ventral gleichzeitig, in aufrechter Position.

2. LERNSCHRITT

Vorinformation: Spüre ich eine Hand seitlich an den Rippen und eine Hand vorne auf dem Bauch?

Basaltext: Bewegen sich die Rippen seitwärts und der Bauch vor-wärts gleichzeitig / seitwärts und vorwärts gleichzeitig / vor-seit – vor-seit – vor-seit?
Es folgt das *Gespräch*.

Der **Wahrnehmungsvorgang ist beendet, und der Wiederho-lungsvorgang beginnt.** Die Patienten sind nun in der Lage, mit Worten »einatmen« und »ausatmen« die Atembewegungen zu Atemtechniken durchzuführen, ohne mehr Muskeln einzusetzen als erforderlich.

- *Wirkung*: Das Wahrnehmen der Bauchatembewegungen und des Atemrhythmus führt über die Eingrenzung des Bewußtseins der Patienten zur Entspannung. Das machen wir an einem Schaubild klar (*Abb. 88*):

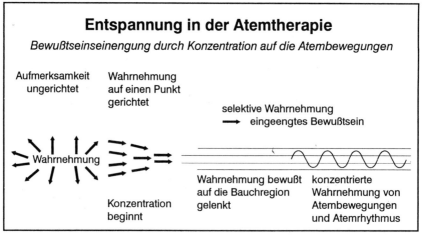

Abb. 88 *Schaubild über Entspannung. (EHRENBERG, 1981)*

Die Abbildung stellt dar, wie durch Lenken der Wahrnehmung auf die Bauchregion mit Konzentrieren auf Atembewegungen und Atemrhythmus das Bewußtsein eingeengt wird.

Die Entspannungsreaktion zeigt sich u. a. im Senken einer erhöhten Ruheatemfrequenz, im Verlängern einer verkürzten Atempause nach Ausatmung, im Umstellen von überwiegender Rippenatembewegung auf Bauchatembewegung.

Das *Wahrnehmen der Rippenatembewegung*, besonders nach ventral-kranial, läßt durch Hebung des vorderen oberen Brustabschnittes die Streckung der Brustwirbelsäule erkennen und wirkt im Sinne der Wirbelsäulenaufrichtung.

- *Anwendung*: Das *Wahrnehmen der Bauchatembewegungen* verwenden wir bei unruhigen Patienten, besonders im Anfang der Therapie, weil erfahrungsgemäß entspannte Patienten die Atemtechniken schneller erlernen.

   Das *Wahrnehmen der Rippenatembewegungen* verwenden wir zum gezielten Einsatz der Rippen nach operativen thorakalen Eingriffen zur Thoraxmobilisation und auch zur Pneumonieprophylaxe, dann mit *Vergrößern der Rippenatembewegungen*.

6.3.1.3.2 Einatemtechniken

Definition: Das Vergrößern der Einatembewegung von der Atemruhelage (Ende der normalen Ausatmung) bis in den Bereich des inspiratorischen Reservevolumens (IRV) wird als Einatemtechnik bezeichnet. Mehrere Einatemtechniken werden unterschieden: das lange langsame Einatmen durch die Nase, das schnüffelnde Einatmen und das gähnende Einatmen bei geschlossenen Lippen.

Langes langsames Einatmen durch die Nase

- *Technik*: Beim langsamen Einatmen durch die Nase wird das eingeatmete Luftvolumen einige (3–5) Sekunden gehalten und danach genau so langsam ausgeatmet. Diese tieferen Einatemzüge werden in Ruhe zwischen die Atemzüge geschaltet und – wenn möglich – mehrmals wiederholt.

   Lernvorgang: Die Therapeuten sitzen vor den Patienten und machen das langsame Einatmen, wie oben beschrieben, vor. Sie weisen

die Patienten auf das Einströmen kühler Luft und das Ausströmen
erwärmter Luft hin.

- *Wirkung* (auf Grund langjähriger Erfahrungen):
  - Beseitigung alveolärer Minderbelüftung = Pneumonieprophylaxe
    (s. Teil 2, S. 61).
  - Beseitigung noch nicht lange bestehender respiratorischer Vertei-
    lungsstörungen in der Lunge.
  - Verbesserung der Kraftausdauer von Einatemmuskeln (Zwerchfell,
    äußere Zwischenrippenmuskeln).

- *Anwendung:* Bewegungslos im Bett liegende ältere Patienten werden mehrmals am Tag zum tieferen Einatmen angeleitet, ebenso
  Patienten in der postoperativen Phase mit »Schonatmung« und Patienten mit Einatemmuskelschwächen.

Schnüffelndes Einatmen

- *Technik:* In mehreren kleinen »Schnüfflern« wird ein größeres Luftvolumen durch die sich verschmälernde Nase eingeatmet. Dabei
  wird die Luft in die obere Nasenhöhle (Regio olfactoria = Riechregion) gewirbelt (s. Teil 1, S. 20–21). Diese Technik wird daher auch
  als »riechendes Einatmen« bezeichnet.

  Lernvorgang: Die Therapeuten machen den Patienten das Schnüffeln vor, d.h. sie informieren visuell. Dabei weisen sie die Patienten
  auf das »ruckhafte« Vorwölben des Bauches sowie das geringfügige
  Heben der Rippen nach ventral hin.

- *Wirkung:* Das Wirbeln der Luft in die Riechregion verlängert die
  Einatmung. Gleichzeitig bewirkt diese Technik eine verstärkte Anspannung des Zwerchfelles – erkennbar an der Bauchvorwölbung –
  und dadurch eine Einatemmuskelkräftigung.

- *Anwendung:* bei Einatemmuskelschwächen von Patienten mit Ventilationsstörungen und bei Atemmuskelfunktionsstörungen infolge
  neuromuskulärer Ursache.

Gähnendes Einatmen mit locker geschlossenen Lippen

- **Technik:** Durch die Nase wird bei geschlossenen Lippen »gähnend« eingeatmet. Am Ende der Einatmung entsteht eine kurzes Luftanhalten. Die Luft strömt beim gähnenden Einatmen sehr langsam.

Lernvorgang: Die sitzenden Patienten legen eine Hand unter den Ellenbogen des anderen Armes und dessen Hand mit den 4 Fingerrücken unter den weichen Kinn–Hals–Winkel (*Abb. 89*). Dann ziehen sie ihre auf dem Mundboden breit liegende Zunge mehrmals nach hinten und warten den Gähndrang ab. Beim Gähnen mit geschlossenen Lippen, dem *sog. Höflichkeitsgähnen,* senkt sich der weiche Mundboden auf die Finger.

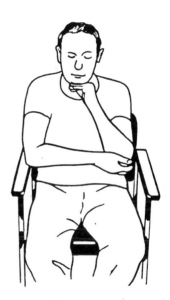

Abb. 89 *Armhaltung beim Lernen des gähnenden Einatmens mit geschlossenen Lippen.*

Anschließend an das kurze Luftanhalten. Am Ende der gähnenden Einatmung wird durch die Nase oder mit der dosierten Lippenbremse (s. Ausatemtechniken) ausgeatmet.

- **Wirkung**: Neben der Mundbodensenkung (*Abb. 90 links*) entsteht eine Erweiterung des Rachens (s. *Abb. 90 rechts*, nach FERNAU-HORN, 1967).

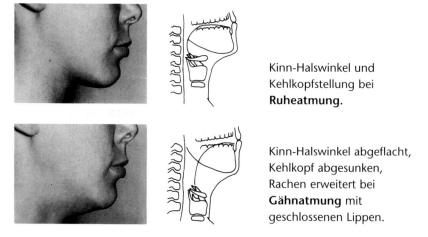

Kinn-Halswinkel und
Kehlkopfstellung bei
Ruheatmung.

Kinn-Halswinkel abgeflacht,
Kehlkopf abgesunken,
Rachen erweitert bei
Gähnatmung mit
geschlossenen Lippen.

Abb. 90 *Wirkung des gähnenden Einatmens: links: Senkung des Mundbodens, rechts: Erweiterung des Rachens. (rechts nach* FERNAU-HORN, *1967).*

Wir haben die »Gähnatmung mit geschlossenen Lippen« (oder: »Entspannen mit gähnender Inspiration«) in die Atemtherapie übernommen, da wir Anfang der 70er Jahre an Hand einer objektivierenden Untersuchungsreihe einen günstigen Einfluß auf erhöhte Atemwegswiderstände feststellenkonnten (SIEMON, EHRENBERG u. THOMA, 1972 u. 1975). Die Ergebnisse dieser Untersuchung sollen im Folgenden etwas ausführlicher beschrieben werden, weil bis dahin bei Atemwegsobstruktion als atemtherapeutische Techniken nur Ausatemtechniken verwendet wurden. Diese hatten sich insofern als hilfreich erwiesen, als die oralwärts gelegenen Atemwege gegen eine Kompression durch einen erhöhten intrathorakalen Druck geschützt sind, wenn durch eine exspiratorische Stenose an den Lippen die lufthaltigen Atemwege nicht komprimierbar sind.

Unsere Messungen mit einem volumenkonstanten Ganzkörperplethysmographen wurden an 15 Kranken mit Atemwegserkrankung durchgeführt. Die Atemwegsobstruktion war bei den Patienten z. T. spastisch bzw. asthmoid verursacht, da sie sich durch Inhalation von Orciprenalin teilweise senken ließ. Die Technik des *Entspannens mit gähnender Inspiration*, also mit vorwiegender Betonung der **Ein**atmung, wurde zwei anderen atemtherapeutischen Techniken gegenübergestellt, nämlich *Summübungen*, also mit vorwiegender Betonung der **Aus**atmung, sowie einer *Bindegewebsmassage* (mit Sekundäreffekten über das vegetative Nervensystem). Während sich beim Vergleich ihrer Wirkungen auf den bronchialen Strömungswiderstand und die funktionelle Residualkapazität bei der Bindegewebsmassage wie auch bei den Summübungen in jeweils 14 Fällen im Mittel keine signifikante Änderung des Bronchialwiderstandes und der funktionellen Residualkapazität ergab, *fiel der Bronchialwiderstand bei der Entspannung mit tieferer Inspiration unter Gähnansatz im Mittel signifikant ab.* Die subjektiven Angaben der Patienten bestätigten diese günstige Wirkung auf den bronchialen Strömungswiderstand.

Merke: Es gilt also das Prinzip, durch Weitstellung verengter Bronchien beim Einatmen mit langsamer Luftströmung eine Verminderung erhöhter Strömungswiderstände und eine Herabsetzung vermehrter Atemarbeit zu erzielen. Die gleiche Wirkung wird auch durch die tiefe Einatmung bei apparativer Beatmung mit dem Therapie-Bird erzielt (SIEMON et al., 1975).

- *Anwendung:* Patienten mit vorwiegend spastisch verursachter Atemwegsobstruktion, d. h. Asthmatiker, obstruktive Bronchitiker, obstruktive Emphysematiker, wenden das »gähnende Einatmen« mit geschlossenen Lippen in leichter Atemnot an. Sie können sich mit dieser »Selbsthilfetechnik« ihre Atemerschwerung mindern, evtl. beseitigen, was ihr »antiobstruktives Verhalten« unterstützt bzw. verbessert.

6.3.1.3.3 Ausatemtechniken

Definition: Das Ausatmen gegen eine körpereigene Stenose an den Lippen und im Mund- und Rachen-Kehlkopfbereich bezeichnen wir als Ausatemtechnik.

Unterschieden werden: die dosierte und die lange »Lippenbremse« als Ausatmen mit aphonischen Lauten (d. h. mit Geräuschen), das Summen als Ausatmen mit phonischen Lauten, sowie Sprechen mit Einhalten von Pausen und Singen auf Text und »Vokalisen«.

Dosierte Lippenbremse

- *Technik*: Die Luft wird im individuellen Atemrhythmus durch locker aufeinanderliegende Lippen leise geblasen (*Abb.* 91).

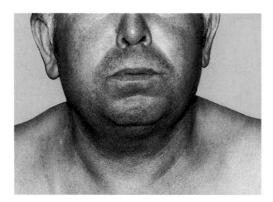

Abb. 91 *Lippenstellung bei der dosierten Lippenbremse.*

So entsteht eine Ausatemtechnik, die wegen des leisen Blasens von den Personen in der Umgebung der Patienten nicht gehört wird.
»Lippenbremse« ist seit den 70er Jahren der deutsche Begriff für die im angelsächsischen Raum benutzte Bezeichnung »pursed lips breathing«. Er wurde von einem meiner Patienten geprägt, als ich mit ihm diese Technik übte, und da ich ihn sehr treffend fand, habe ich ihn beibehalten und weitergegeben.

Lernvorgang: Die Patienten werden durch Vormachen, d. h. visuell, informiert und üben gleich im eigenen Atemrhythmus mit. An Hand eines Schaubildes (s. *Abb. 92*) wird ihnen die Wirkung erklärt.

- *Wirkung*: Der Ausatemstrom wird gebremst, und das eingeatmete Luftvolumen strömt langsam durch die Atemwege. So entsteht in ihnen ein Gegendruck, und instabile Wände der Atemwege werden durch den sie umgebenden intrathorakalen Druck weniger oder gar

Ohne dosierte Lippenbremse

Kompression der Atemwege –
Lunge überbläht

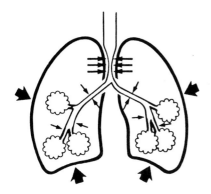

Mit dosierter Lippenbremse

Weithalten der Atemwege –
Lunge überbläht

weniger

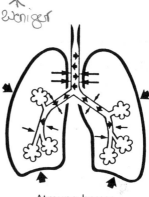

Atmung besser

Abb. 92 *Schematische Darstellung der dosierte Lippenbremse zur Patienteninformation. (Siemon u. Ehrenberg, 1985).*

nicht komprimiert. Ein Bronchialkollaps wird vermieden. In der Lunge entsteht keine »trapped air«, d. h. in ihr zurückgehaltene Luft. Die Lunge wird weniger oder gar nicht überbläht.

- **Anwendung:** Patienten mit instabilen Atemwegswänden bei obstruktivem Emphysem werden angeleitet, die dosierte Lippenbremse *beim Gehen und vor allem beim Steigen* (Treppen, Berge) einzusetzen, und zwar *gleich mit Bewegungsbeginn.* Nach Bewegungsende sollte die dosierte Lippenbremse so lange angewandt werden, bis die Atemerschwerung vorüber ist.

Einige *Asthmatiker wenden die dosierte Lippenbremse im Zustand erschwerter Atmung zur Minderung der Angst, d. h. zur Beruhigung an.* Sie lenken ihre Aufmerksamkeit mit der Atemtechnik weg von der Angst und vermeiden eine forcierte Ausatmung, die eine Bronchialkompression verursachen würde, so daß zur endobronchial entstandenen Atemwegsobstruktion eine exobronchiale Obstruktion hinzukommen könnte.

Lange Lippenbremse

- *Technik*: Die Luft wird durch gespitzte Lippen mit Ausatemmuskeleinsatz, so lange es mühelos geht, geblasen.

  Lernvorgang: Die Patienten werden durch Vormachen, d. h. visuell und auditiv informiert. Sie sehen die gespitzten Lippen und hören – im Gegensatz zur dosierten Lippenbremse – das laute Blasegeräusch. Allerdings darf kein Atemgeräusch (Giemen) entstehen.

- *Wirkung*: Im Thorax entsteht ein erhöhter Druck, der die nicht mit Knorpel versteiften Bronchiolen (s. Teil 1, S. 26) verengt und den Sekrettransport verbessert. Ein zu starker Ausatemmuskeleinsatz muß jedoch vermieden werden, weil durch erhebliche Verengung der Bronchiolen der Sekrettransport in die Bronchien verzögert wird.

- *Anwendung*: Patienten mit einer Hypersekretion, d. h. viel Bronchialsekret, die morgens ihr Sekret schlecht abhusten, können es mit 2–4 langen Lippenbremsen in die großen Bronchien und die Trachea transportieren. Das ist am Trachealrasseln zu hören.

Die Ein- und Ausatemtechniken, wie langsames Einatmen durch die Nase, Schnüffelndes Einatmen, Gähnendes Einatmen, die dosierte Lippenbremse und die lange Lippenbremse, sind sog. Kern- bzw. Grundübungen, die bei vielen Erkrankungen angewandt werden können.

SUMMEN – SPRECHEN – SINGEN

Bei der stimm- bzw. geräuschhaften Form der Ausatmung übertrifft die Ausatemdauer die Einatemdauer um das Drei- bis Vierfache, so daß beim Sprechen ein Verhältnis von 1:6 bis 1:7 und beim Singen ein Verhältnis von 1:10 bis 1:50 entsteht. Die Einatmung erfolgt kurz und schnell durch Nase und Mund gleichzeitig oder bei starkem Einatemdrang durch den Mund.

Die lange Ausatmung entsteht, weil die Luft aus der Lunge bei den *Tönen* die Glottisenge und bei den *Geräuschen* die Ansatzrohrenge (Raum im Mund-, Schlund- und Nasenbereich) passieren muß. Man beobachtet außerdem, daß beim Sprechen die Einatembewegungen der Rippen größer als die Bauchatembewegungen sind und auch zeitlich vor den letzeren erfolgen. Beim Sprechen und Singen, d. h. während der Ausatmung, gehen die Bauchatembewegungen vor den Rippenatembewegungen zurück. Daraus ist zu schließen, daß die Einatemstellung der Rippen anhält, während diejenige des Zwerchfells nachläßt. Beim Kranken beobachten wir beim schnellen Einatmen einen vermehrten Atemhilfsmuskeleinsatz und beim Sprechen einen sofortigen Bauch- und Rückenmuskeleinsatz. *Die Patienten haben beim Sprechen eine vermehrte Atemarbeit.*
Werden beim Sprechen und Singen die Ausatemmuskeln stark eingesetzt, erkennen wir ein deutliches Anschwellen der Halsvenen, da das Venenblut infolge des angestiegenen intrathorakalen Druckes nicht in den Thorax einströmen kann. Ein zu kräftiger Ausatemmuskeleinsatz ist also zu vermeiden.

a) Summen / Summsilben

- **Technik**: Zum Vorbereiten auf das Summen als Dauerton werden Summsilben verwandt, wobei nach dem Summton die Luftabgabe auf den Laut e (als kurzes, unakzentuiertes e) zu beachten ist. Diese Luftabgabe zeigt die Ausatemdauerleistung der Patienten an. Die Summsilben üben wir mit weichem Stimmeinsatz und dem leicht zu bildenden Vokal o = mom.

  Lernvorgang: Die Tonhöhe soll den Patienten angenehm sein. Die Therapeuten summen also in dieser Tonhöhe vor, beginnen mit einer Summsilbe und steigern dann auf 5–10 Silben: mom-e, mom-e, mom-e u.s.w. Dann folgt das Summen auf Dauerton, wobei die Summdauer in Sekunden kontrolliert wird.

  Um das langsame Absinken der Rippen beim tönenden Ausatmen spürbar zu machen, werden die Patienten aufgefordert, den »Kontrollgriff« an den unteren Rippen auszuführen (*Abb. 93*). Sie verglei-

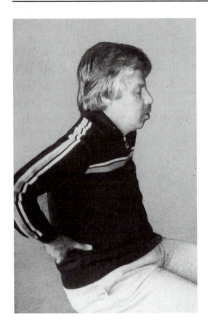

Abb. 93 *Kontrollgriff an den unteren Rippen beim tönenden Ausatmen.*

chen die Ausatembewegung der unteren Rippen beim Summen, bzw. bei den Summsilben, mit der Ausatembewegung bei der Ruheatmung und spüren, wieviel länger die Rippen in Einatemstellung verharren, ehe sie nachgeben. Dieses langsame Zurückgehen der Rippen (auch des Bauches) wird als »*Atem-* bzw. *Tonstütze*« bezeichnet.

- *Wirkung*: Durch den dynamisch-exzentrischen Muskeleinsatz erfolgt eine Kräftigung der Einatemmuskeln, z. T. gekoppelt mit dem Sekrettransport in den Atemwegen; denn bei Erhöhung des intrathorakalen Druckes werden die Bronchien verengt und das verflüssigte Sekret strömt schneller.
- *Anwendung*: Patienten, die dem Summen positiv gegenüberstehen, wird geraten, möglichst zu summen, wenn sie allein sind, z. B. beim Spazierengehen im Gelände, so wie Emphysematiker, die beobachtet wurden, wie sie summend gewandert sind.

b) Sprechen von Versen

- **Technik**: Verse in kurzer Phrasierung und geringem Tonumfang werden mit Halten von Atempausen im Sinn des Textes verwandt. Am Ende der Sprechphase soll stets etwas Luft tonlos entweichen; daran schließt sich die kurze Einatmung an = *atemrhythmische Sprechweise* nach MUHAR u. COBLENZER (1967). Folgende Verse haben sich bewährt:

»Mein Hut, der hat drei Ecken, / *Luftabgabe / einatmen,*
Drei Ecken hat mein Hut, / *Luftabgabe / einatmen,*
Und hätt' er nicht drei Ecken,/ *Luftabgabe / einatmen,*
So wär' er nicht mein Hut.«

(Vers aus »Volksgut«)

»Der Esel ist ein dummes Tier, / *Luftabgabe / einatmen,*
Der Elephant kann nichts dafür.«
»Die Maus tut niemand was zu leide, / *Luftabgabe / einatmen,*
Der Mops ist alter Damen Freude.«

(W. BUSCH, »Naturwissenschaftl. Alphabet«)

»Die Ruhe ist den Menschen heilig, / *Luftabgabe / einatmen,*
Nur der Verrückte hat es eilig«.

(Vers aus »Volksgut«)

Lernvorgang: Die Therapeuten sprechen die Verse vor und achten auf die tonlose Luftabgabe in den Atempausen mit der anschließenden »Luftergänzung«, d. h. der kurzen Einatmung.

- **Wirkung**: Sie besteht in einer Erziehung zum disziplinierten Sprechen, weil die Texte gut zu verstehen sind und auch mit Freude nachgesprochen werden. Eine starke Bronchialkompression bzw. ein Tracheobronchialkollaps wird vermieden und einer wiederholten Rechtsherzbelastung vorgebeugt.

- **Anwendung**: Patienten mit verkürzter Sprechdauer werden angeleitet, mehr Pausen in ihr Sprechen einzuschalten und das auch allein beim Lesen zu üben.

c) Singen auf Text und »Vokalisen«

- *Technik*: Zuerst werden Lieder in kurzer Phrasierung und geringem Tonumfang auf Text und dann auf »Vokalisen« (= Vokalsilben) im Legato-, Nonlegato- und Staccatocharakter gesungen:

Bruder Jakob / Bruder Jakob,
schläfst du noch / schläfst du noch?
mußt die Glocken läuten,
mußt die Glocken läuten!
ding-dang-dong,
ding-dang-dong.

Legato:	dü-dü-dü-dü / dü-dü-dü-dü,
	dü-dü- dü / dü-dü- dü,
Staccato:	did-did-did-did-did-did,
	did-did-did-did-did-did,
Nonlegato:	ding-dang-dong,
	ding-dang-dong.

Die Patienten spüren, daß das Singen auf Text einen größeren Luftverbrauch hat als das Singen auf Vokalsilben. Besonders die Staccatosilben geben die Luft sehr langsam ab.

Lernvorgang: Die Therapeuten setzen voraus, daß Text und Melodie den meisten Patienten bekannt sind und fordern die Patienten auf, gleich mitzusingen. Das Singen wird nur mehr in der Gruppe durchgeführt, in der Einzelbehandlung sind es nur sehr sangesfreudige Patienten, die mitsingen. Auch gibt es wenige Therapeuten, die Patienten aus therapeutischen Gründen singen lassen.

- *Wirkung*: Die Einatemmuskulatur wird wie beim Summen auf Haltekraft beansprucht.

- *Anwendung*: Patienten mit verminderter Einatemmuskelkraft – wie Patienten mit länger bestehender chronisch obstruktiver Bronchitis und/oder obstruktivem Emphysem – auch Patienten mit kleinem Atemvolumen infolge restriktiver Ventilationsstörung oder Patienten mit Pleuraschwarten werden zum Singen auf Text und Vokalisen angeleitet.

6.3.1.3.4 Kombinierte Ein- und Ausatemtechniken

Definition: Die Verbindungen von Ein- und Ausatemtechniken werden als kombinierte Ein- und Ausatemtechniken bezeichnet und z. T. zur Rationalisierung, d. h. zur Zeitersparnis, eingesetzt. Es werden unterschieden:

– Langsames Ein- und Ausatmen durch die verengte Nase: »Nasenstenoseübungen«.
– Schnüffelndes Einatmen und mit langer Lippenbremse ausatmen.
– Gähnendes Einatmen mit locker geschlossenen Lippen und mit dosierter Lippenbremse ausatmen.
– Tiefes Einatmen und passiv-aktives Ausatmen, sogenannte »Autogene Drainage«.

Langsames Ein- und Ausatmen durch die verengte Nase:
»Nasenstenoseübungen«

- *Technik:* Die Patienten verengen mit leichtem Druck die zwei Nasenflügel, die aus Knorpel bestehen (s. Teil 1, S. 20), mit Daumen und Zeigefinger. Sie atmen langsam ein und aus und wiederholen dies 5–10 mal.

  Lernvorgang: Die Patienten sitzen angelehnt auf einem Stuhl, die Therapeuten – auch sitzend – ihnen gegenüber. Sie instruieren die Patienten visuell, d. h. sie machen die »Nasenstenoseübung« vor. Sie weisen sie auf die spürbaren Temperaturunterschiede hin, d. h. auf den kühlen Lufteinstrom und den erwärmten Luftausstrom.

- *Wirkung*: Durch die Nasenenge werden Ein- und Ausatemdauer verlängert, was den Atemmuskeleinsatz erhöht, die Ventilation für einige Atemzüge vergrößert und die *Nasenatmung* übt.

- *Anwendung*: Die Nasenstenoseübungen werden wenig angewandt, sie haben sich aber für Patienten bewährt, die chronische Mundatmer waren oder nach einer Nasenoperation die Nasenatmung üben mußten.

Schnüffelndes Einatmen und mit langer Lippenbremse ausatmen

- **Technik**: Die Patienten atmen 3 mal schnüffelnd ein, halten die Luft an, so lange es mühelos geht, und atmen dann durch gespitzte Lippen (lange Lippenbremse!) aus. Diese kombinierte Technik wird dreimal hintereinander durchgeführt. Danach wird normal geatmet und anschließend diese Serie 1–2 mal mit zwischengeschalteten normalen Atemzügen wiederholt.

  Lernvorgang: Die Therapeuten informieren die Patienten durch Vorüben der Serien und erklären ihnen, daß die normalen Atemzüge zwischen den Serien wichtig sind, um Hyperventilation (s. Teil 2, S. 60) zu vermeiden.

- **Wirkung**: Die beim tiefen Ein- und Ausatmen entstehenden »atemsynchronen Bronchialkaliberschwankungen« (s. Teil 2, S. 77) unterstützen den Sekrettransport. Außerdem aktivieren die schnüffelnden Atemtechniken die Einatemmuskeln.

- **Anwendung**: Patienten mit erheblicher Sekretproduktion profitieren von diesen Serien und wenden sie je nach Sekretmenge 2–3 mal im Tageslauf an.

Gähnendes Einatmen mit locker geschlossenen Lippen und mit Ausatmen dosierter Lippenbremse

- **Technik**: Gähnend mit locker geschlossenen Lippen wird eingeatmet, die Luft angehalten und dann mit dosierter Lippenbremse ausgeatmet. Diese Kombination wird dreimal hintereinander durchgeführt. Danach wird normal geatmet und dann die Serie gegebenenfalls noch 1–2 mal mit zwischengeschalteten normalen Atemzügen wiederholt.

  Lernvorgang: Die Therapeuten informieren die Patienten durch Vormachen. Sie weisen sie auf den sich senkenden Mundboden und die langsame Luftströmung bei der gähnenden Einatmung hin. Sie achten darauf, daß die dosierte Lippenbremse mit locker aufeinander liegenden Lippen ausgeführt wird.

- *Wirkung*: Mit der Senkung eines erhöhten Atemwegswiderstandes wird gleichzeitig der Bronchialkollaps bzw. die Bronchialkompression vermieden. Die verengten Atemwege bleiben offen.

- *Anwendung*: Patienten mit Atemwegsobstruktion sind für die Rationalisierung der Techniken durch die Kombination dankbar und üben diese – ohne Beachtung der Personen in ihrer näheren Umgebung – im Verlauf des Tages.

Tiefes Einatmen und passiv-aktives Ausatmen, sogenannte »Autogene Drainage«

Einführung: Die Autogene Drainage (AD) ist eine Selbsthilfetechnik zur Sekretelimination, die einer speziellen Schulung durch erfahrene Krankengymnasten/Physiotherapeuten bedarf. Sie wurde Ende der 70er Jahre von zwei belgischen Ärzten, I. DAD und F. ALEXANDER eingeführt und von dem belgischen Physiotherapeuten J. CHEVALLIER – in etwas abgewandelter Form – genutzt und weitergegeben. Die AD wird vornehmlich zur Elimination des zähen Sekretes bei Patienten mit Mukoviszidose (Kinder und Jugendliche) angewandt. In Deutschland wurde sie vom »Arbeitskreis Physiotherapie der Mukoviszidose e.V.« übernommen und in Zusammenarbeit mit Prof. Dr. med. H. LINDEMANN (Univ.-Kinderklinik Gießen) modifiziert und vereinfacht. Diese Modifikation berücksichtigt vor allem einen drohenden Bronchialkollaps durch Ausatmen gegen den Widerstand an den Lippen. Die AD wird auch bei Erwachsenen durchgeführt und hier kurz geschildert. Ausführliche Erläuterungen sind dem Leitfaden »Physiotherapie bei Mukoviszidose« zu entnehmen (KIESELMANN »Die Autogene Drainage«, s. Literatur, S. 260 ff).

- *Technik*: Die Patienten sitzen mit angelehntem Rücken und legen eine Hand auf die oberen Rippen und die andere auf den Bauch. Nach kurzem Wahrnehmen der Bauchatembewegungen atmen sie – ausgehend von der Atemruhelage (Ende der normalen Ausatmung) – tief durch die Nase ein und halten die Luft einige Sekunden an. Dann atmen sie zuerst »passiv«, d. h. mit der elastischen Retraktionskraft der gedehnten Lunge, und dann »aktiv« mit der Ausatemmuskelspannung aus. Sie wiederholen die tiefen Atemzüge mit der passiv-aktiven Ausatmung so oft, bis sie das in die Luftröhre transportierte Sekret unter ihrer Hand auf den oberen Rippen spüren und als Rasseln hören. Dann wird das Sekret abgeräuspert oder mit 1–2 Stößen abgehustet. Erfahrene Patienten geben das Sekret ohne Räuspern oder Husten ab. Wichtig ist das Abwarten des Sekrettransportes bis in den oberen Trachealbereich und das Vermeiden des vorzeitigen Hustens.

Lernvorgang: Die Therapeuten vermitteln den Patienten die AD, indem sie diese zuerst die Bauch- und Rippenatembewegungen wahrnehmen lassen. Dann lehren sie die »passiv-aktive Ausatmung«. Zur Vermeidung des vorzeitigen Hustens lernen die Patienten, die Luft kurz anzuhalten oder gegen die geschlossenen Lippen bzw. gegen die Hand vor dem Mund anzuhusten (s. Hustentechniken, S. 231).

• *Wirkung*: Der Sekrettransport wird durch die beim tiefen Ein- und Ausatmen entstehenden Weitenschwankungen der Bronchien = *atemsynchrone Bronchialkaliberschwankungen* (s. Teil 2, S. 77) gefördert. In der Atempause nach der Einatmung hat die Luft Zeit, hinter das Sekret zu strömen. Während der passiven Ausatmung strömt die Luft in den Atemwegen schnell, während der aktiven Ausatmung langsam. So wird das an der Bronchialwand haftende Sekret abgeschert und transportiert.

• *Anwendung*: Die AD wird bei allen Patienten mit erheblicher Sekretproduktion in den Atemwegen verwendet. Sie hat sich jedoch vornehmlich bei der Mukoviszidose durchgesetzt und die Patienten unabhängig gemacht. Sie wird mit dem Inhalieren sekretverflüssigender Medikamente und/oder Trinken warmer Flüssigkeit (häufig Tee) verbunden. Die AD sollte vor der Mahlzeit oder ca. eine Stunde nachher angewandt werden und möglichst nicht zu lange dauern (ca. 20–30 Min., in Extremfällen, d. h. bei viel Sekret 1 Std.). Je nach Menge des angesammelten Sekretes muß sie mehrmals am Tag angewandt werden. Die Patienten bestimmen Dauer und Tageszeit.

6.3.1.3.5 Hustentechniken

Einführung: Husten ist ein Reflex, der durch Reizung der »Hustenrezeptoren« in den Wänden des Tracheobronchialsystems – vornehmlich im Kehlkopf, in der Bifurkation der Trachea und in den großen Bronchien – ausgelöst wird. Für den Hustenstoß wird nach tiefer Einatmung die Stimmritze geschlossen und mit Anspannen der Ausatemmuskeln des Bauches und Rückens ein hoher intrathorakaler und intraabdominaler Druck aufgebaut. So entsteht eine große Differenz zwischen dem intrapulmonalen Druck und dem Atmosphärendruck, die nach Öffnung der Stimmritze zur schnellen Strömung der Luft durch die Atemwege führt. Diese treibt das Bronchialsekret und auch Fremdkörper aus den Atemwegen in den Mund. Dabei wird durch den hohen intrathorakalen Druck die Pars membranacea der Trachea eingestülpt (s. Teil 1, S. 27, Abb. 4). Das beschleunigt die Luftströmung in den Atemwegen zusätzlich und führt zu einem sehr effektiven Hustenstoß bei Personen mit stabilen Atemwegen.

Definition: Als Hustentechniken bezeichnet man Verfahren, die das Bronchialsekret und auch Fremdkörper aus den Atemwegen entfernen, wenn diese nicht durch die mukoziliäre Clearance beseitigt werden. Folgende Hustentechniken werden unterschieden:
– Hustenprovokation zur Sekretabhustung,
– Hustenhilfen zur Minderung der Schmerzen nach operativen Eingriffen,
– Hustentechnik für Patienten mit obstruktiven Atemwegserkrankungen und Hypersekretion,
– Hustentechnik zur Dämpfung eines unproduktiven Hustens, sog. Reizhusten.

HUSTENPROVOKATION ZUR SEKRETABHUSTUNG

- *Technik*: Ist das Bronchialsekret als Rasseln im Luftröhrenbereich zu hören, wird einmal, evtl. auch zweimal, auf die Silbe »huff« (sprich »haff«) ausgeatmet (s. FET = forced expiratory technic, GASKELL u. WEBBER, 1984).
  Lernvorgang: Die Therapeuten informieren die Patienten durch Vormachen der »huffs«.

- *Wirkung*: Das forcierte Ausatmen auf die Silbe »huff« reizt die Hustenrezeptoren und löst den Hustenstoß aus, der zum Abhusten des Sekretes führt.

- *Anwendung*: Patienten, die Schwierigkeiten beim Abhusten haben, auch Patienten mit Mukoviszidose, wenden die »huffs« an.

HUSTENHILFEN ZUR MINDERUNG DER SCHMERZEN NACH OPERATIVEN EINGRIFFEN

- *Technik*: *Nach thorakalen Eingriffen* befinden sich die Patienten meist in aufrechtem Sitz, oder die Therapeuten setzen sie zum Abhusten auf, fixieren deren Rippen vorne und hinten und lassen die Patienten husten. Sehr ängstliche Patienten husten in mehreren kleinen Stößen.

  Lernvorgang: Wenn möglich, werden die Patienten präoperativ über die Hustentechniken informiert und üben sie.

- *Wirkung*: Das Abhusten kann für die Patienten schmerzfrei sein, erfordert aber gute Mitarbeit.

- *Anwendung*: Die Patienten arbeiten gut mit, wenn die Zuwendung der Therapeuten ihre Mitarbeit fördert. Erleichternd für das Abhusten kommt hinzu, daß das Sekret sich in der postoperativen Phase mehr in den zentralen Atemwegen (großen Bronchien) befindet. Außerdem werden die Patienten ausreichend mit Medikamenten schmerzfrei gemacht, so daß gut gehustet werden kann.

HUSTENTECHNIK FÜR PATIENTEN MIT OBSTRUKTIVEN ATEMWEGSERKRANKUNGEN UND HYPERSEKRETION

Einführung: Chronisch obstruktive Bronchitiker haben häufig eine »angeborene Schwäche des bronchialen Selbstreinigungsmechanismus (Mukoziliäre Clearance), die durch Exposition gegen Schadstoffe oder durch Infekte verschlimmert wird« (s. SCHMIDT, Teil 3, S. 122). Beim obstruktiven Emphysematiker besteht eine Erschlaffung der Pars membranacea der Trachea, die sich vollständig in die Trachea einstülpt und den Sekrettransport behindert. Die Atemwegswände sind infolge degenerativer Veränderung der elastischen Fasern der Bronchien erschlafft, so daß auf Grund der hohen intrathorakalen Drucke beim Husten ein Bronchialkollaps entsteht mit Retination (Zurückhalten) des Sekretes. Patienten berichten von langen Hustenattacken, die eine Patientin treffend als »Hustensturm« bezeichnete. Andere »beschreiben die Hustenanfälle als quälend, die bis zum Erbrechen gehen« (KONIETZKO, 1995). Sie berichten weiter über Schwindel und vorübergehenden Bewußtseinsverlust (= Hustensynkope), wobei die »stehenden Patienten stürzen und die sitzenden im Stuhl zusammensinken« (RIEBEN, 1980). Patienten mit Hyperreagibilität der Bronchien erwähnen, daß sie sich in eine asthmatische Atemnot »hineinhusten«.

Die Patienten bedürfen einer speziellen Verhaltensschulung, *der sog. Hustendisziplin* (EHRENBERG, 1968, LAUBER u. LAUBER, 1996). Den Patienten wird zuerst der Hustenvorgang und die Bedeutung des disziplinierten Verhaltens erläutert, und dann werden spezielle Techniken geübt.

- *Technik*:
  - Abwarten, bis das Sekret in der Trachea »rasselt«, d. h. nicht zu früh husten.
  - Sekret mit höchstens 1–2 Stößen abhusten, da mehrere Stöße ineffektiv sind, Schwindel und Hustensynkopen auslösen, sowie Sekretretention verursachen.
  - Gegen locker geschlossene Lippen oder gegen die vor den Mund gehaltene Hand, die auch mit einem Taschentuch ausgekleidet werden kann, anhusten (*Abb. 94*). Das Vorwölben eines schwachen Unterbauches während der Bauchmuskelanspannung (*Abb. 95*) muß mit Handkompression oder einem umwickelten Tuch vermieden werden.

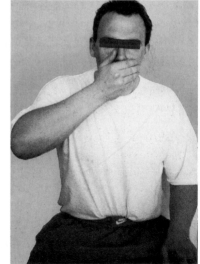

Abb. 94 *Husten gegen die vor den Mund gehaltene Hand.*

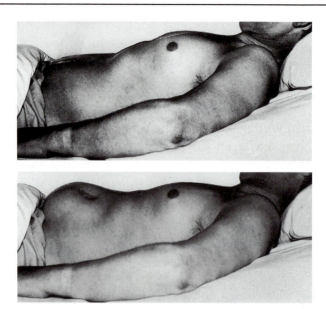

Abb. 95 *Vorwölbung des Unterbauches bei schwacher Unterbauchmuskulatur während des Hustenstoßes, oben normale Ruheausatmung, unten Unterbauchvorwölbung bei Hustenstoß.*

- Aus angehobener Atemmittellage husten, z. B. die Hände am Hinterkopf gefaltet halten (s. *Abb. 66*).
- Nach dem Husten eine atemerleichternde Stellung einnehmen, z. B. Kutschersitz (s. *Abb. 63*) oder Torwartstellung (s. *Abb. 67*). Außerdem wird den Patienten empfohlen, sich bei nächtlichen Hustenattacken aufzusetzen, mit hochgelagertem Oberkörper zu schlafen, sowie langes Sprechen und Lachen zu vermeiden.

Lernvorgang: Die Therapeuten machen die Hustentechnik sowie die Stellungen vor.

- *Wirkung*: Durch das Husten gegen eine exspiratorische Stenose, d. h. gegen die geschlossenen Lippen, sowie die vor den Mund gehaltene Hand, wird der Bronchialkollaps vermieden. Auch sind die ersten Hustenstöße am effektivsten.

- *Anwendung*: Diese Hustentechniken benötigen alle Patienten mit starker Sekretproduktion und Atemwegsobstruktion.

HUSTENTECHNIK ZUR DÄMPFUNG EINES UNPRODUKTIVEN HUSTENS, SOG. REIZHUSTEN

Diese Technik betrifft Personen, die einen starken Hustenreiz haben, der sich in einem Kitzel im Kehlbereich bemerkbar macht und als »Reizhusten« bezeichnet wird. Diese Personen wagen kaum, in ein Konzert, einen Vortrag oder ähnliche Veranstaltungen mit vielen Menschen zu gehen. Sie haben anscheinend eine Überempfindlichkeit der Hustenrezeptoren, die z. B. auf schnelle Luftströmung, kalte Luft oder reizende Gase mit einem trockenen Husten reagieren.

Dieser Reizhusten kann sich mit dem produktiven Husten der Patienten mit Atemwegsobstruktion kombinieren.

- *Technik*: Die Patienten sollen zuerst etwas Speichel schlucken, dann die Luft anhalten, so lange es geht, und anschließend oberflächlich, d. h. mit kleinen Atemzügen, atmen. Den Wechsel von Luft anhalten und oberflächlich atmen sollten sie so oft wiederholen, bis der Hustenreiz vorbei ist.

  Lernvorgang: Die Therapeuten üben die Technik mit den Patienten, erklären ihren Sinn und weisen auf die Schwierigkeit der Reizhustendämpfung hin, die nicht immer gelingt.

- *Wirkung*: Durch Vermeiden der Luftströmung im Bereich der Hustenrezeptoren wird der Hustenreiz gedämpft und der Reizhusten beseitigt.

- *Anwendung*: Für alle Personen mit den oben beschriebenen Beschwerden ist diese Technik geeignet. Das Luftanhalten kann auch mit dem Anhusten gegen die locker geschlossenen Lippen verbunden werden.

6.3.1.3.6 Bewegen und Halten

Einführung: Bewegen und Halten sind in der Motorik zwei Vorgänge, die in vielfacher Weise auf das respiratorische System wirken. In einem rhythmischen Bewegungswechsel verbinden sich Bewegen und Atmen, was als Koppelung von Körperbewegung und Atembewegung bezeichnet wird. Bei den Haltetechniken entsteht ein frequentes Atmen.

Dabei müssen schädigende Atemtypen, z. B. das Atempressen, vermieden werden.

Das Atmen beim Bewegen und Halten wird in folgender Gliederung beschrieben: Passives Bewegen, aktives Bewegen und Halten, Oberkörperbewegen und Oberkörperhalten, Ausdauerbewegen, Steigen, Heben und Tragen, Bewegungsübergänge.

PASSIVES BEWEGEN (s. dazu S. 87)

- *Techniken*: Beine und Arme der auf dem Rücken oder auf der Seite liegenden Patienten (auch im Bett) werden von den Therapeuten in Fuß-Knie-Hüftgelenken oder/und in Hand-Ellenbogen-Schultergelenken mehrmals gebeugt und gestreckt (evtl. in Hüft- und Schultergelenken leicht innen- und außenrotiert), so daß Bewegungsserien entstehen. Dabei passen sich die Therapeuten dem Atemrhythmus der Patienten an, wenn die Atemfrequenz nicht zu schnell ist, d. h. beim Beugen an die Einatmung, beim Strecken an die Ausatmung oder umgekehrt. *Den Patienten wird das Bewegen in ihrem Atemrhythmus bewußt gemacht.* Durch Verlängern der Bewegungsphasen können die Therapeuten die Atemphasen der Patienten vergrößern.

- *Wirkung*: Durch Konzentrieren auf das Bewegtwerden im eigenen Atemrhythmus grenzen die Patienten ihr Bewußtsein ein, lenken sich von Unruhe ab und können sich entspannen (s. dazu auch S. 212).

- *Anwendung*: Sehr unruhige Patienten werden entspannt und so auch für das Lernen von Atemtechniken vorbereitet.

AKTIVES BEWEGEN UND HALTEN

Bewegen mit dynamischen und Halten mit statischen Muskelkontraktionen werden mit Beinen vornehmlich bei bettlägerigen Patienten ihrer Leistungsfähigkeit entsprechend durchgeführt und im Folgenden an einigen Beispielen erläutert.

- *Techniken*: Die auf dem Rücken liegenden Patienten *treten mit beiden Füßen mehrmals gegen das Fußende des Bettes*. Sie richten die Zahl des Tretens nach ihrer Leistungsfähigkeit, d. h. ohne in ihrer Beinmuskulatur zu ermüden. *Dabei sollen sie die Luft nicht anhalten sondern weiteratmen.* Zwischen die Tretserien können 2–3 tiefere Atemzüge eingeschaltet werden. Die Serien werden zweimal wiederholt und zusammen mit den zwischengeschalteten tieferen Atemzügen mehrmals am Tag geübt.

Es folgen *Beuge- und Streckserien mit je einem Bein,* möglichst mit Schleifen der Ferse auf der Bettunterlage. Bei Bewegungsbeginn, d. h. beim Beugen, wird meist von den Patienten eingeatmet. Es entsteht eine *Koppelung von Einatmen beim Beugen und Ausatmen beim Strecken,* wenn die Patienten die Serien in gelöster Weise durchführen.

Die Patienten *drücken langsam beide Kniekehlen auf die Bettunterlage, halten die Beinmuskelspannung über die Dauer von mehreren Atemzügen an und lösen die Muskelspannung ebenso langsam.* Durch den Hinweis auf das Halten der Spannung über mehrere – meist etwas frequentere – Atemzüge wird das häufig entstehende Atemanhalten sowie ein zu starker Muskeleinsatz vermieden. Diese Haltetechnik wird 1–2 mal wiederholt und im Tagesverlauf noch öfter geübt.

• *Wirkung:* Fußtretserien dienen der Thromboseprophylaxe, tiefere Atemzüge der Pneumonieprophylaxe. Die anderen Techniken sind wichtig für die Aktivierung der Patienten zur Minderung von Muskelschwächen als Folge der Bettruhe mit Bewegungsmangel.

• *Anwendung:* Länger bettlägerige – vor allem ältere – Patienten sollen sich außer täglichem kurzem Aufstehen auch während der Bettruhe bewegen und das mehrmals am Tag mit dem tieferen Atmen verbinden.

OBERKÖRPERBEWEGEN / OBERKÖRPERHALTEN

Oberkörperbewegen

Das Bewegen des Oberkörpers wird im Liegen, Vierfüßlerstand, Sitzen und Stehen ausgeführt. Die entsprechenden Bewegungen des Beugens-Streckens-Drehens sind bekannt. Wir beschreiben hier daher nur das *Bewegen im Sitzen,* das mit dynamischen Muskelkontraktionen als Drehen-Beugen-Strecken mit dem Bewegungsansatz von den Armen oder vom Oberkörper selbst ausgeführt wird.

• *Techniken*: Erfahrungsgemäß beginnt man mit dem Drehen, das mit und ohne Gerät geübt wird. Dafür zwei Beispiele (*Abb. 96* und *97*).

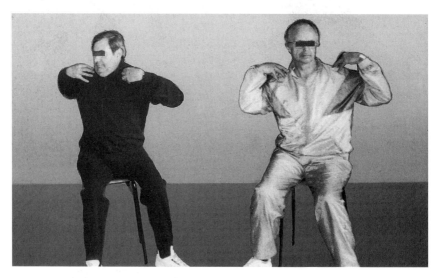

Abb. 96 *Zwei Patienten im Sitz auf dem Hocker beim Oberkörperdrehen.*

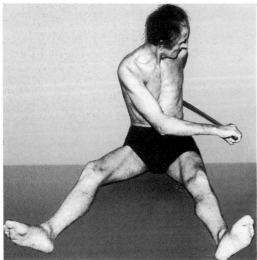

Abb. 97 *Patient im gespreizten Langsitz beim Drehansatz mit Stab.*

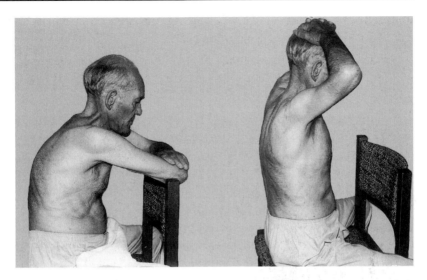

Abb. 98 *Patient mit schwerem obstrukti-
vem Emphysem und Rundrücken beim
Üben der Wirbelsäulenstreckung im
Reitsitz.*

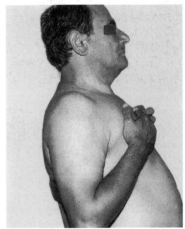

Abb. 99 *Technik der Thoraxmobilisation:
Heben der vorderen Rippen mit Handkontakt auf dem Brustbein.*

Die beugenden und streckenden Bewegungen verbinden sich mit
den Atemphasen der Patienten, d. h. beim Beugen einatmen und
beim Strecken ausatmen. Dabei können die Patienten die dosierte
Lippenbremse anwenden. Wichtig ist, das Oberkörperstrecken –
gegen den sich entwickelnden Rundrücken – zu üben. Dabei richten
sich Ausgangsstellung und Durchführung nach der Schwere der Erkrankung. Dafür zwei Beispiele (*Abb. 98* und *99*).

- **Wirkung**: Zwei Effekte werden erzielt: Einerseits unterstützt die Koppelung von Beugen und Strecken mit dem Ein- und Ausatmen das Wahrnehmen der Atembewegungen für die Patienten, andererseits werden erhöhte Gewebswiderstände in Haut und Muskeln des Oberkörpers herabgesetzt, was die Patienten als atemerleichternd empfinden.

- **Anwendung**: Patienten mit vermehrter Haut- und Muskelspannung des Oberkörpers profitieren durch die Oberkörperbewegungen.

Ergänzung

Durch Komprimieren mit einem großen – um den unteren Thorax gelegten – Handtuch kann die Beweglichkeit der Rippenwirbelgelenke verbessert bzw. erhalten werden (*Abb. 100*). Der Patient zieht das Tuch beim Ausatmen zusammen und atmet anschließend gegen den Widerstand des fest gehaltenen Tuches ein. Dabei sollte zur Verlängerung der Ausatmung mit der langen Lippenbremse geatmet werden. Die Technik wird 2–3 mal wiederholt.

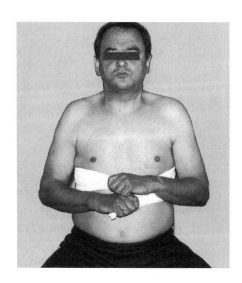

Abb. 100 *Technik zur Thoraxmobilisation: Patient mit einem starren Thorax mit Tuch um den unteren Thorax, Zusammenziehen beim Ausatmen, Richtungswiderstand beim Einatmen.*

Oberkörperhalten

Mit »Halten« bezeichnet man die Spannung von Muskelgruppen, die mit statischer Muskelkontraktion über mehrere Sekunden gehalten wird. Die dabei aufgebrachte Kraft wird Haltekraft genannt. Das beim Halten größerer Muskelgruppen leicht auftretende »Atempressen« muß durch Weiteratmen vermieden werden.

- *Technik:* Im Sitzen werden Halten für die Bauchmuskeln durch Zurücklehnen und für die Rückenmuskeln durch Vorlehnen des Oberkörpers für einige Sekunden Dauer ausgeführt. Sie werden zwischen die Beuge- und Streckbewegungen geschaltet. Dabei soll die Spannungshöhe ein Weiteratmen, das erfahrungsgemäß mit erhöhter Atemfrequenz erfolgt, ermöglichen. Nach den Beuge- und Streckserien mit eingeschalteten Halten folgt eine Erholungspause von ca. 20 Sekunden. Spannungsaufbau und Spannungsabbau müssen im gleichen Tempo erfolgen, was zur Schulung der Körperwahrnehmung wichtig ist. Die Beuge- und Streckserien mit den eingeschalteten Halten werden 2–3 mal ausgeführt.

- *Wirkung:* Der Muskel entwickelt Kraft durch Spannung, darum sind Halten Kräftigungsübungen für Bauch- und Rückenmuskeln.

- *Anwendung:* Die Bewegungsserien mit den Halten werden ca. 2 mal am Tag ausgeführt. Die Halten können aber auch unabhängig von den Beuge- und Streckbewegungen im Tageslauf geübt werden; dies erhöht ihre Wirkung.

AUSDAUERBEWEGEN (Bewegen in Ausdauerform)

Bewegen mit gleichen Muskelgruppen über längere Zeit wird Ausdauerbewegen genannt. Dieses wird als intermittierende Ausdauer oder als kontinuierliche Ausdauer angewandt.

GEHEN IN DER EBENE

- *Technik:* Die Patienten gehen in einem Tempo, das sie ohne Atemerschwerung ca. 15 Minuten durchhalten können. Um längere Zeit zu gehen, führen sie dieses *intermittierend*, d. h. im Wechsel von langsamem Gehen (Pausenintervall) und schnellem Gehen (Belastungsintervall) mit Anwenden der dosierten Lippenbremse durch. Sie richten diese Intervallbelastung nach ihrem Befinden und wenden sie in ihrem Alltag an. Allmählich steigern sie das Gehen zu *kontinuierlichem* Ausdauerbewegen im Tempo ihrer Wahl und führen das etwa 20–30 Minuten lang durch.

Beim Bewegungsrhythmus des Gehens beobachtet man Atemfrequenzanpassungen in ganzzahligen Verhältnissen, z. B. 4:4 = vier Schritte einatmen und vier Schritte ausatmen. Allerdings kann auch eine längere Ausatempause mit mehr Schritten als beim Einatmen entstehen. Sehr charakteristisch ist, daß *bei Gehbeginn meist eingeatmet wird.*

Die Patienten werden angeleitet, ihre Pulsfrequenz zu zählen, und sollen sich in ihrem Tempo nach der vom Arzt angegebenen Pulsfrequenzhöhe richten. Wichtig ist auch, die Atemfrequenzzählung an die Pulsfrequenzzählung anzuschließen, sowie nach der Belastung die Erholungszeit von Puls- und Atemfrequenz zu prüfen. Falls vom Arzt keine Angaben über Belastungspulsfrequenzen vorliegen, können diese nach der Formel 180 minus Lebensalter in Jahren ermittelt werden.

- *Wirkung:* Durch die auf Ausdauer beanspruchte Beinmuskulatur entsteht eine Verbesserung der aeroben Gesamtausdauer, was für Patienten mit eingeschränkter pulmonaler Leistung günstig ist. Auch wird das Tempogefühl für ihre Belastungsweise geschult. Sie fühlen sich ebenso in der Alltagsbelastung sicherer, was die Selbsteinschätzung in ihre Krankheitssituation unterstützt. Eine Überbelastung zeigt sich in Atemerschwerung, ängstlichem Gesichtsausdruck, zyanotischer Verfärbung des Gesichtes und verlängerter Erholungszeit.

- *Anwendung:* Das Ausdauerbewegen wird möglichst bei allen gehfähigen Patienten verwandt.

- *Ergänzung:* Patienten, die gerne radfahren, richten sich in bezug auf die Bewegungsausdauer nach den für das Gehen geschilderten Belastungsarten.

STEIGEN

- *Technik:* Beim Steigen auf Anhöhen und Treppen entwickeln die Patienten dynamisch-konzentrische Kraft in ihren Beinmuskeln, um ihr Körpergewicht nach oben zu tragen. Diese Hubarbeit ist eine starke energetische Belastung. Die Patienten erleichtern sie sich durch *Steigen mit Oberkörpervorlage und Einsatz der dosierten Lippenbremse, Einschalten von Sitz- oder Stehpausen und beim Treppensteigen durch Hochziehen mit Armkraft am Geländer.* Sie sollen außerdem *auf den Treppen die sich koppelnden Atemphasen beachten,* z. B. auf 2 Stufen einatmen, auf 3 Stufen ausatmen oder – bei höherer Atemfrequenz – 1 Stufe ein- und 1 Stufe (evtl. auch 2) ausatmen. Das Tempo des Treppensteigens richten sie nach ihrer Leistungsfähigkeit.

- *Wirkung*: »Der Körperschwerpunkt (KSP) ist ein gedachter Massenmittelpunkt, der in aufrechter Körperhaltung im kleinen Becken vor dem 2. Sakralwirbel liegt und Angriffspunkt aller am Körper angreifenden Kräfte ist. Er verändert seine Lage stets in Richtung der Massenverteilung und *wandert in Oberkörpervorlage vor den Körper in Höhe des Unterbauches.* Das vom KSP nach unten gefällte Lot trifft *vor dem Körper auf den Boden* (EHRENBERG, 1987). Der Körper würde daher infolge der Schwerkraft fallen, wird aber durch das Zusammenwirken von Schwerkraft und Steigebewegung – ohne zusätzlichen Kraftaufwand – horizontal bewegt. Die Beinmuskeln brauchen daher nur noch Hubarbeit in vertikaler Richtung zu leisten. Das mindert zwar den Beinmuskeleinsatz, bedeutet für die Patienten aber eine geringere energetische Beanspruchung,weniger Atemarbeit und ermöglicht ein beschwerdefreieres und – wenn erforderlich – längeres Steigen. Die *dosierte Lippenbremse* vermindert eine Kompression der Atemwege und bei Patienten mit instabilen Atemwegen den Bronchialkollaps, da ein starker Ausatemmuskeleinsatz beim Steigen entsteht. Auch wird die Ausatmung verlängert und der erhöhte Einatemdrang gemindert.

- *Anwendung*: Viele Patienten erleichtern sich das Steigen durch Oberkörpervorlage und Einsatz der dosierten Lippenbremse *schon völlig selbständig*, d. h. sie brauchen dazu gar nicht aufgefordert zu werden. Wenig leistungsfähige Patienten machen beim Steigen Pausen – meist in atemerleichternden Stellungen – oder vermeiden Treppensteigen, wenn das möglich ist.

HEBEN UND TRAGEN

Einführung: Die zu hebende Last wird Teil der Körpermasse und verändert die Lage des Körperschwerpunktes, d. h. dieser wird vor den Körper gelagert. Die Last sollte daher nahe an den Körper herangeholt werden, so daß der gemeinsame Körperschwerpunkt in der Mitte der Unterstützungsfläche der hebenden Person liegt. Diese kann dann die Last zur Minderung der Wirbelsäulenbelastung eng an der senkrechten Schwerkraftwirkungslinie des Körpers heben (mod. nach EHRENBERG, 1987).

- *Techniken*: Das *Heben vom Boden* wird aus gebeugter Beinstellung geleistet. Zur Vermeidung extremer Druckbelastung von Kniegelenken und Lendenwirbelsäule werden *bei Hebebeginn zuerst die Hüftgelenke gestreckt und dann bei möglichst senkrecht gehaltenem Oberkörper gehoben.* Das *Heben vom Tisch* (ca. 80 cm hoch) wird mit – *im Lendenbereich ventral und dorsal muskulär – stabilisierter Wirbelsäule geleistet.* So wird eine Lendenhyperlordose mit nachfolgender schmerzhafter Rückenmuskelverspannung vermieden.
  Nach meinen Beobachtungen atmen die meisten Patienten bei Hebebeginn ein und beim anschließenden Tragen frequent weiter. Die Patienten aufzufordern, *vor* dem Heben einzuatmen und stets *beim* Heben auszuatmen, entspricht nicht der unwillkürlichen Koppelung von Heben und Atmen. Nur *bei sehr schwerer Last kann das Heben beim Ausatmen* günstiger sein.

- *Wirkung:* Durch die Koppelung von Einatmen beim Heben und Ausatmen beim Senken der Last, sowie das frequente Weiteratmen beim Tragen werden die Vorgänge den Patienten erleichtert und Atempressen wird vermieden.

- *Anwendung:* Für in Beruf und Haushalt schwer arbeitende und Lasten tragende Patienten sind die beschriebenen Hebe- und Tragetechniken wichtig.

BEWEGUNGSÜBERGÄNGE

Definition: Übergänge von einer Körperstellung in eine andere werden als Bewegungsübergänge bezeichnet. Diese sind häufig mit Atempressen verbunden.
Zwei Übergänge sind besonders gefährdet:

Aufsetzen aus der flachen Rückenlage

- *Technik:* Das Aufsetzen wird mit Abstützen der Arme auf der Unterlage und *Einatmen bei Aufrichtebeginn* durchgeführt.

  Lernvorgang: Die Therapeuten beobachten die Patienten, stellen fest, ob diese beim Aufrichten atempressen und weisen sie auf das Weiteratmen hin.

- *Wirkung:* Durch Koppelung des Aufrichtens mit dem Einatmen wird das Atempressen vermieden.

- *Anwendung:* Bei allen Patienten, die beim Aufrichten atempressen, ist die Anweisung zur Vermeidung der Preßatmung erforderlich.

Aufstehen vom Sitzen auf einem Stuhl

- *Technik:* Das Aufstehen wird den Patienten durch Abstützen der Arme auf Sitzfläche oder Oberschenkel und Oberkörpervorlage erleichtert. *Sie atmen dabei ein oder aus.*

  Lernvorgang: Durch Zuruf von den Therapeuten werden die Patienten zum »Weiteratmen« informiert, nachdem das Abstützen mit den Armen erklärt wurde.

- *Wirkung:* Durch Weiteratmen und Abstützen der Arme erleichtern sich Patienten diesen Übergang, so daß Atempressen vermieden wird.

- *Anwendung:* Das Lehren dieses Verhaltens gilt für die Patienten, die beim Aufstehen atempressen.

Hinweise zur Reflektorischen Atemtherapie und zur
Lösungstherapie

Nach Darstellung der Behandlungstechniken sei auch auf andere Methoden verwiesen, die von vielen atemtherapeutisch interessierten Krankengymnasten/Physiotherapeuten angewandt werden. Es sind dies vor allem Techniken der REFLEKTORISCHEN ATEMTHERAPIE nach BRÜNE und der LÖSUNGS-THERAPIE nach HAASE u. Mitarb. Verfahren der Lösungstherapie wurden bereits bei »Manuellen Techniken« (S. 199–200) erwähnt. Beide Methoden sind in eigenen Broschüren dargestellt worden, so daß sie hier nicht detailliert beschrieben werden müssen (s. Literatur, S. 259–260).

6.3.1.4   ATEMTHERAPIE ALS EINZEL- UND GRUPPENTHERAPIE

- **Einzeltherapie** ist erforderlich, wenn die Patienten entsprechend dem Atembefund (s. S. 168–173) besondere manuelle Techniken und/ oder erhebliche Zuwendung benötigen, oder die Schwere der Erkrankung nur Einzeltherapie zuläßt. Dann werden die Atemtechniken (s. S. 203–228) vermittelt. Diese wurden mit Technik / Wirkung / Anwendung dargestellt, um den Therapeuten die Wahl der für die jeweilige Krankheitssituation geeignetsten Technik(en) zu erleichtern. Dabei ist wichtig, *bei chronisch kranken Patienten Techniken zu üben, die zur »Selbsthilfe« geeignet sind* (sog. Selbsthilfetechniken). Konnten die Therapeuten die Patienten zur Mitarbeit motivieren, reichen ca. 6 atemtherapeutische Behandlungen aus, die nach Verordnung durch die behandelnden Ärzte mit Angabe der Diagnose als krankengymnastische/physiotherapeutische Behandlung von Krankengymnasten/Physiotherapeuten durchgeführt werden.

- **Gruppentherapie** wird meist in Fachkliniken für Erkrankungen der Atmungsorgane, Praxen von atemtherapeutisch erfahrenen Krankengymnasten/Physiotherapeuten oder in Selbsthilfegruppen in Sportvereinen ausgeführt. Diese Gruppen – z. T. auch als (*ambulante*) *Atemtherapiegruppen* bezeichnet – sind nach Krankheitsart und Schwere der Erkrankung zusammengestellt (s. LAUBER u. LAUBER 1996). Es gibt auch einige Gruppen, die als »Asthma-Sportgruppen« durchgeführt werden. Für alle Gruppen gelten mehrere therapeutische Bereiche, die in einfacher Weise im Folgenden zusammengestellt sind:

- *Der Verhaltensbereich*: Die Patienten erfahren, daß sie mit ihren Krankheitsproblemen nicht alleine stehen, und akzeptieren häufig ihre Erkrankung besser.

- *Der soziale Bereich*: Die Patienten erfahren interpersonale Bindungen – häufig über den Bereich der Gruppe hinaus. Sie geben als gleichartig Betroffene auch Verhaltensratschläge.

- *Der Leistungsbereich*: Die Patienten entwickeln durch das gemeinsame Üben häufig eine größere Leistungsbereitschaft, sich im Rahmen ihrer Belastbarkeit zu bewegen.

Die Gruppentherapie soll damit Patienten aus ihrer *Isolation*, in die häufig Asthmatiker infolge ihres unterschiedlichen Befindens geraten, herausholen und den *Erfahrungsaustausch unter den Betroffenen* fördern. Die Stundenstruktur wird gemäß unserer Erfahrung wie folgt aufgebaut:

- *Aufwärmen in der Gruppe* durch Gehen oder Stehen mit Oberkörpergymnastik, vor allem mit Armschwüngen, häufig motiviert durch Bewegungsmusik (von Kassetten).

- *Patientenbefragung* nach ihrem momentanen Befinden, und Gespräche der Patienten miteinander im Sitz auf Hockern, Stühlen oder Übungsmatten auf dem Boden.

- *Die Patienten üben im Liegen,Sitzen und Stehen* unter Anleitung atemtherapeutisch geschulter Krankengymnasten/Physiotherapeuten verschiedene, von diesen ausgewählte Behandlungstechniken.

- *Spiele in der Gruppe*, die als Bewegungs-, Reaktions- oder Gedächtnisspiele ausgeführt werden. Die Patienten lernen, sich entsprechend ihrer Leistungsfähikeit zu bewegen, wenden u. U. die dosierte

Lippenbremse an und nehmen zwischendurch – in Bewegungspausen – atemerleichternde Körperstellungen ein. Es können aber auch sportliche Spiele geübt werden, wenn Sportlehrer(innen) eingesetzt werden. Beliebt sind auch Tänze in der Gruppe nach Musik (von Kassetten).

- *Ausklang* als Abschluß der Gruppentherapie, der meist nach dem Spiel aus einigen Minuten »Entspannen« durch Konzentration auf die Bauchatembewegungen besteht, und zwar in einer atemerleichternden Stellung.

Die *Verordnung zur Teilnahme an der Gruppentherapie* wird von den behandelnden Ärzten gegeben. Die *Dauer der Gruppentherapie* ist sehr verschieden. In den Fachkliniken wird sie 2–3 mal in der Woche durchgeführt und dauert ca. 30 Minuten. In den Praxen von Krankengymnasten/Physiotherapeuten sowie in »Gesundheits-« oder Sportvereinen findet sie einmal pro Woche statt und wird gegebenenfalls in Urlaubs- und Ferienzeiten einige Wochen unterbrochen. Sie dauert meist 60 Minuten. In den ambulanten Atemtherapie- oder Sportgruppen ist – im Gegensatz zu den »Herzgruppen« – kein *Übungsarzt* anwesend. Es liegt jedoch im Interesse des Arztes, wenn er bei einigen Stunden zugegen ist.

Die Gruppentherapie wird in den Atemtherapiegruppen geleitet von Krankengymnasten/Physiotherapeuten oder von Gymnastiklehrern, die sich eingearbeitet haben. Die Sportgruppen werden von sog. Sporttherapeuten, evtl. in Verbindung mit einem/einer Krankengymnast-in, durchgeführt. Diese Verbindung hat sich besonders in Therapiegruppen für atemgestörte Kinder und Jugendliche bewährt.

6.3.1.5 HANDGERÄTE IN DER ATEMTHERAPIE

In der Einzel- oder Gruppentherapie sind »Handgeräte« wichtige Helfer. Sie sind als Wurf-, Hindernis- und Balanciergeräte brauchbar. Neben den Therabändern, Schaumstoffbällen oder Bohnensäckchen sind *Gymnastikstäbe* wertvolle Übungsgeräte. Folgende Übungen mit den Gymnastikstäben sind zu empfehlen:

– Balancieren des senkrecht stehenden Stabes auf Handfläche oder Fußboden, wobei der Stab nicht umfallen soll

– Im Sitzen auf Hocker, Ball oder Bodenmatte den waagerecht an beiden Enden gehaltenen Stab hinter dem Rücken von den Schultern bis zum Gesäß herunterführen.

– Im Sitzen den Rücken an den senkrecht gestellten Stab anpassen.

Die Wirkung besteht beim Balancieren in der Konzentration auf diesen Vorgang, und *Konzentration bedeutet ruhiges Atmen.* Die Patienten kommen zur Ruhe und haben Freude an ihrer Balanceleistung. Außerdem erhält die Arbeit mit dem Stab die Rückenstreckung im Sinne der »Rückenschule«.

Leider werden die Stäbe gegenwärtig von den Firmen, die Übungsgeräte vertreiben, kaum angeboten. Sie sollten jedoch, wenn sie in den Praxen der Krankengymnasten/Physiotherapeuten oder in Krankenhäusern vorhanden sind, verwendet werden. Ich habe die Anregung zur Arbeit mit den Gymnastikstäben von Lehrerinnen der Sporthochschule Köln übernommen und in der Bewegungsausbildung von Krankengymnastikschülerinnen und -schülern eingesetzt.

6.3.2 Apparative Atemhilfen

Definition: Apparative Atemhilfen sind Geräte, die neben anderen Atemtechniken eingesetzt werden können. In ihre Handhabung werden die Patienten von den Krankengymnasten/Physiotherapeuten eingeführt und später auch kontrolliert.

6.3.2.1 VARIO-RESISTANCE-PRESSURE-(VRP)-GERÄT = »FLUTTER«

Das Vario-Resistance-Pressure-(VRP)-Gerät erzeugt, wie der Name sagt, »veränderlichen Widerstandsdruck«. Es besteht aus dem Hauptteil mit dem Mundstück, einem Trichter, in dem eine rostfreie Kugel liegt, und einem durchlöcherten Kopfteil (*Abb. 101*).

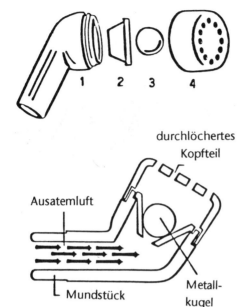

durchlöchertes
Kopfteil

Ausatemluft

Mundstück

Metall-
kugel

Abb. 101 *Bau des VRP. Oben die Bauteile:*
1 Hauptteil mit Mundstück,
2 Trichter,
3 rostfreie Metallkugel,
4 abschraubbares Kopfteil.
Unten VRP im Querschnitt.

- *Technik*: Die Patienten atmen in das pfeifenähnliche Gerät aus. Die Kugel wird durch den Exspirationsdruck an der Trichterwand hochgerollt. Die Luft entweicht durch die Löcher im Kopfteil, und der Druck am Mundstück sinkt. Die Kugel rollt zurück in den Trichter und verschließt diesen erneut. Die jeweilige Position der Kugel ist die Resultante aus Exspirationsdruck und Gewicht der Kugel. Je nach Neigung des VRP werden unterschiedliche Drücke benötigt, um die Kugel zu bewegen und damit den Ausatemstrom freizugeben. Durch mehrmaliges Hoch- und Zurückrollen der Kugel beim öfteren Ausatmen entsteht eine mehrmalige Unterbrechung des exspiratorischen Atemstromes = »stop and go«-Mechanismus. Eine Haltung des Gerätes nach oben bewirkt eine Steigerung, nach unten eine Minderung der Schwingungen (Oszillationen).

Lernvorgang: Die Anwendung des VRP erfolgt meist im Sitzen. Der VRP wird in den Mund genommen, wobei die Lippen das Mundstück umschließen. Mit der horizontalen Haltung des Gerätes wird begonnen und mehrmals in das Gerät ausgeatmet (*Abb. 102*).

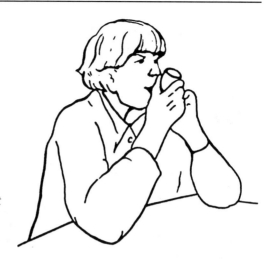

Abb. 102 *Atmen mit dem VRP im Sitz vor einem Tisch mit aufgestützten Ellenbogen.*

- **Wirkung**: Die beim Ausatmen gegen die Kugel entstehenden Druckschwankungen versetzen die Ausatemluft in den Bronchien in Schwingungen, die das Bronchialsekret an den Bronchialwänden abscheren, so daß dieses mundwärts transportiert werden kann.

- **Anwendung**: Für Patienten mit viel Bronchialsekret ist das Atmen mit dem VRP-Gerät hilfreich. Nach mehreren Atemzügen ist das Sekret in den oberen Luftröhrenbereich transportiert und kann abgehustet oder abgeräuspert werden.

Reinigung: Zur Säuberung werden die Teile des Gerätes auseinandergenommen, mit klarem, mäßig warmem Wasser abgespült, auf ein Tuch gelegt und so getrocknet.

6.3.2.2 POSITIVE-EXSPIRATORY-PRESSURE-(PEP)-GERÄTE

Positiver Ausatemdruck (PEP) wird von der PEP-Maske und dem PEP-System I, einem Rohr aus durchsichtigem Kunststoff, erzeugt. Der Druck, gegen den ausgeatmet wird, kann durch verschieden große Löcher – »Stenosen« – variiert werden.

- *Technik*: Nach tiefer Einatmung mit langsamer Luftströmung wird die Luft 1–3 Sekunden angehalten und anschließend gegen den Widerstand ausgeatmet. Der Ausatemwiderstand kann durch Wahl der Stenoselöcher von 1,5–5 mm Durchmesser gemäß der Ausatemleistung der Patienten variiert werden. Die Ausatmung wird als Blasen gegen die Stenosen mit Einsatz der Ausatemmuskeln geleistet. Nach 10–15 Atemzügen wird eine Pause eingeschaltet, um auszuruhen bzw. Sekret abzuhusten.

  Lernvorgang: Die Patienten werden in die Handhabung des Gerätes eingeführt und probieren mit Hilfe der Therapeuten aus, welche Stenose von ihnen als Ausatemwiderstand bewältigt werden kann. Die Stenose ist richtig, wenn die Patienten gegen den Ausatemdruck mühelos ca. 2 Minuten lang mehrere Atemzüge durchhalten können. Es werden sog. Zyklen unterschieden. Ein Zyklus besteht aus 10–20 Atemzügen. Kurze Pausen dienen dem Sekretabhusten oder dem Ausruhen und können in atemerleichternder Stellung gehalten werden.

- *Wirkung*: Die PEP-Atmung als Ausatmung gegen den exspiratorischen Widerstand dient der Vermeidung eines Tracheobronchialkollapses und wirkt ähnlich wie die dosierte Lippenbremse. Sie unterstützt vor allem die Sekretelimination.

- *Anwendung*: Für Patienten mit instabilen Atemwegen und starker Sekretproduktion ist die PEP-Atmung nützlich.

6.3.2.3 VARIABLER KÜNSTLICHER TOTRAUM-VERGRÖSSERER

Der variable künstliche Totraumvergrösserer ist ein Rohr aus nicht toxischem, sterilisierbarem Kunststoff, das mit Ansatzstücken von je 100 ml in seiner Größe variabel ist, und einem ovalen Mundstück (GIEBEL, 1989).

Mit Totraum wird der am Gasaustausch nicht beteiligte Anteil der Atemwege bezeichnet (s. Teil 2, S. 58–59). Das *Atmen mit einem vergrößerten Totraum bedeutet ein Mehrangebot an Kohlendioxid, weil bei jeder*

Inspiration zuerst die im Rohr stehende kohlendioxidreiche Ausatemluft in die Lunge gelangt. In den Alveolen und sekundär im arteriellen Blut steigt der Kohlendioxiddruck (PCO_2) an, während der Sauerstoffdruck (PO_2) geringfügig abfällt. Diese PCO_2-Erhöhung im arteriellen Blut wird über peripher- und zentralchemische Steuerung (s. Teil 2, S. 87) mit einer Steigerung der Gesamtventilation beantwortet mit dem Ziel, den PCO_2 wieder zu normalisieren. Wird also ein vorgeschalteter Totraum durch entsprechende Steigerung der Gesamtventilation kompensiert, so *handelt es sich nicht um eine Hyperventilation* (s. deren Definition in Teil 2, S. 60), da keine Abnahme des alveolären und arteriellen Kohlendioxiddruckes eintritt. Eine Ventilationssteigerung setzt aber eine atemmechanische Bedingung voraus, die in einer günstigen Abstimmung von Atemzugstiefe und Atemfrequenz besteht, d.h. *die Ventilationssteigerung soll nicht über eine Atemfrequenzsteigerung allein erfolgen.*

- *Technik*: Vor dem Atmen mit dem mit Mundstück versehenen Rohr von 200–300 ml, d. h. mit 2–3 Ansatzstücken, zählen die Therapeuten die Atemfrequenz der Patienten. Dann atmen diese für 3 Minuten durch das Rohr, wobei die Nase durch eine Klemme verschlossen ist. Diese Zeit wird vom Organismus benötigt, um eine Totraumgröße von 200–300 ml zu kompensieren. Eine Atemfrequenz unter 24/min gilt als Zeichen dafür, daß die Patienten die erhöhte Atemarbeit für die größere Atemzugstiefe aufbringen. In diesem Fall kann die Ventilationssteigerung über längere Zeit durchgeführt werden. Liegt die Atemfrequenz darüber, kann das Atmen mit dem Rohr zum gegebenen Zeitpunkt nicht verwandt werden (s. Anwendung).

  Lernvorgang: Die Patienten werden zur Atmung mit dem Rohr angeleitet: Es wird ihnen erklärt, warum das Rohr zur Vergrößerung von tiefen Atemzügen führt, und daß sie zur Vermeidung von Lungenentzündungen das Atmen mit dem Rohr mehrmals am Tag für die Dauer von 10–15 Minuten durchführen sollen.

- *Wirkung*: Wenn mehrmals am Tag mit dem Rohr geatmet wird, erfolgt eine Ventilationssteigerung mit tiefen Atemzügen, die zur Verhütung von Mikroatelektasen, zum Sekrettransport und zur Beseitigung von ventilatorischen Verteilungsstörungen führt. Durch die

Kontraindikationen: bei schweren obstrukt. Lungenfkt.-störung
o bei Herzerkrankungen • bei Ruheatemfrequenz über 24

tiefen Atemzüge entsteht außerdem eine Kräftigung der Atemmuskulatur. Eine Hustenprovokation kann erreicht werden, wenn mit einem Rohr von 400–700 ml 5–10 mal geatmet wird.

• *Anwendung*: Das Atmen mit dem variablen künstlichen Totraumvergrößerer wird postoperativ bei länger bettlägerigen Patienten angewandt, die größere Atemzüge mit dem Rohr ausführen können. Einige Patienten gehen nach thorakalen Eingriffen in der frühen postoperativen Phase in die hohe Atemfrequenz. Dann kann erst später mit dem Rohr geatmet werden.

6.3.2.4 BLOW-BOTTLE

Das Atmen mit der Blow-Bottle wird vornehmlich nach Operationen angewandt. Dabei wird durch einen ca. 1 m langen Schlauch von 1 cm Durchmesser, der über ein Glasrohr gleichen Durchmessers in eine mit Leitungswasser gefüllte Flasche taucht, ausgeatmet (*Abb. 103*). Die Ausatemluft strömt dann durch einen zweiten kürzeren, nicht in das Wasser eintauchenden Schlauch von gleichem Durchmesser nach außen.

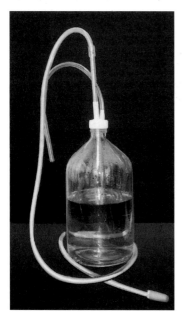

Der durch das Ausatmen in das Wasser entstandene Ausatemwiderstand variiert mit der Wassermenge und der Länge des Ausatemschlauches. Durch Herausziehen und Hereinschieben des Glasrohres läßt sich während der Blow-Bottle-Atmung der Widerstand der Ausatemkraft jedes Patienten anpassen. Die Ausatemdauer wird mit der Stoppuhr kontrolliert und sollte beim Erwachsenen präoperativ 20–40 Sekunden und in der frühen postoperativen Phase ein Drittel dieser Zeit betragen. Sie verlängert sich in der späten postoperativen Phase durch regelmäßiges Üben (Baumhöfener u. Geyer, 1992).

Abb. 103 *Blow-Bottle.*

- *Technik*: Vor dem Üben mit der Blow-Bottle werden die Patienten im Wahrnehmen der Bauchatembewegungen im Liegen geschult. Dann atmen sie möglichst tief ein und blasen mehrmals in die Blow-Bottle. Sie sollten das stündlich im Tageslauf wiederholen und zwischen die »Blaseserien« Pausen einschalten, damit keine Erschöpfung eintritt. In der frühen postoperativen Phase atmen die Patienten mit der Blow-Bottle im Liegen mit erhöhtem Kopfteil, während die Flasche neben dem Bett auf dem Bettisch steht. Später atmen sie im Sitz auf der Bettkante. Dann unterstützen die Krankengymnasten/Physiotherapeuten den Sekrettransport in den Atemwegen durch Klopfungen auf dem Rücken der sitzenden Patienten, und dies kombinieren sie mit Massagen im Nacken- und Lendenbereich.

  Lernvorgang: Das Wahrnehmen der Bauchatembewegungen erfolgt mit Handkontakt und verbaler Information. Die Einführung in die Blow-Bottle-Atmung geschieht wenn möglich präoperativ.

- *Wirkung*: Das Ausatmen gegen den Wasserwiderstand verhindert eine Kompression der Atemwege und bei instabilen Atemwegswänden deren Kollaps, was dem Prinzip der exspiratorischen Stenose wie bei der Lippenbremse entspricht. Die lange aktive Ausatmung erhöht den intrathorakalen Druck, engt die Atemwege ein und unterstützt den Transport eines verflüssigten Bronchialsekretes. Die tiefe Einatmung bewirkt ein ungehindertes Einströmen eines großen Atemzugvolumens, verhindert die Bildung von Atelektasen in der Lunge und verbessert den Gasaustausch durch Beseitigung ventilatorischer Verteilungsstörungen. Auch werden die Ausatemmuskeln für das postoperative Husten stimuliert.

- *Anwendung*: Wie eingangs erwähnt, wird die Blow-Bottle-Atmung in der postoperativen Phase eingesetzt.

6.3.2.5 SMI-ATEMTRAINER

SMI bedeutet: »sustained maximal inspiration« = »lange anhaltendes Einatmen«. Das wird mit »Incentive Spirometern« durchgeführt. Dies sind Geräte, die die Patienten *anspornen*, tief einzuatmen. Sie werden daher als *Atemtrainer* bezeichnet. Diese tiefen Atemzüge entsprechen den »Seufzern«, die bei Gesunden auch in der Ruheatmung vorhanden sind. Bei operierten Patienten fehlen sie, weil diese, besonders in der frühen postoperativen Phase, ein monotones Atemmuster zur Minderung von Wundschmerzen zeigen. Die Incentive Spirometer wurden Anfang der siebziger Jahre von R. H. BARTLETT und Mitarbeitern in die Therapie nach Operationen eingeführt. Zwei Arten von Incentive Spirometern werden unterschieden: Bei den flow-orientierten Geräten werden mit dem Einatemstrom Bälle angehoben, bei den volumen-kontrollierten Geräten wird das eingeatmete Volumen angezeigt. Es gibt auch Geräte, die beides, Flow und Volumen, anzeigen.

- *Technik*: Die Patienten umschließen mit ihren Lippen das Mundstück des Atemtrainers, der auf dem Bettisch steht, und atmen tief und langanhaltend ein. Nach maximaler Einatmung sollen sie versuchen, die Einatembemühungen noch etwas fortzusetzen, ehe sie dann ausatmen. So entsteht die wichtige endexspiratorische Pause.

  Lernvorgang: Die Therapeuten leiten die Patienten an, langsam und tief einzuatmen und so lange wie möglich diese Einatemstellung zu halten, ehe sie locker, d. h. passiv, ausatmen.

- *Wirkung*: Mit den langen, tiefen Atemzügen werden evtl. vorhandene Atelektasen eröffnet, wenn sie noch nicht lange bestehen. Auch werden die Patienten von postoperativen Schmerzen abgelenkt. In der endexspiratorischen Pause kann sich die eingeatmete Luft auf alle Alveolen verteilen.

- *Anwendung*: Die Patienten führen die tiefen Atemzüge nach Operationen – vor allem nach Oberbauch- und Thoraxeingriffen – durch. Da die Wiederbelüftung zeitweise von der Ventilation abgeschnittener Alveolen etwa eine Stunde anhält, werden die Patienten angehalten, 10 maximale Einatemzüge pro Stunde durchzuführen (mod. nach MANG, 1992). Auch hat sich bewährt, die Einführung in die SMI-Atemtherapiemethode wenn möglich präoperativ zu leisten.

6.3.2.6 RESPIRATOREN, SPEZIELL: IPPB- GERÄTE

IPPB, = »intermittent positive pressure breathing«, bezeichnet eine Beatmung mit intermittierendem Überdruck, die auch als Beatmungsinhalation bezeichnet wird. Die Patienten werden mit positivem Druck in den Atemwegen von einem Respirator »aufgeblasen«. *Diese Respiratoren werden in der operativen Medizin und in der Behandlung von Patienten mit obstruktiven Atemwegserkrankungen eingesetzt und müssen von sachkundigen Therapeuten bedient werden.* Hier können nur einige kurze Hinweise gegeben werden.

- *Technik:* Am Respirator müssen vier Größen für die Beatmungsinhalation eingestellt werden:
  - der Druck, der in den Atemwegen herrschen muß, damit das Gerät zum gegebenen Zeitpunkt die Luftzufuhr abschaltet (endinspiratorischer Druck),
  - die Stromstärke des Luftstromes während der Einatmung (flow),
  - die Empfindlichkeit des Gerätes, welche die Stärke des Sogs bestimmt, die zu Beginn der Inspiration das Gerät in Gang setzt,
  - der Ausatemwiderstand, der sich durch verschiedene enge Stenosen am Ausatemventil verändern läßt (SEITH, 1972).

Die Beatmungsinhalation wird bei Patienten mit obstruktiven Atemwegserkrankungen im Sitzen und bei frisch operierten Patienten zuerst auch im Liegen mit erhöhtem Kopfteil des Bettes durchgeführt. Die Patienten setzen durch einatmen, d. h. Saugen, den Beatmungsmechanismus in Gang, d. h. sie triggern das Gerät. Dann lassen sie sich passiv von dem Respirator bis zum eingestellten endinspiratorischen Druck aufblasen. Ist der Druck erreicht, schaltet das Gerät ab. Um das Einatmen durch die Nase auszuschalten, wird diese mit einer Klemme verschlossen. Wichtig sind die beiden Größen Druck und Stromstärke, die Atemfrequenz und Atemzugvolumen bestimmen. Haben die Patienten die Unruhe vor dem Beatmetwerden überwunden, ist eine langsame Luftströmung wichtig, weil diese eine langsame tiefe Einatmung mit Eröffnung von Atelektasen erzielen kann. Für die positive Druckbeatmung wird Raumluft oder ein Gemisch von Luft und Sauerstoff verwandt.

Lernvorgang: Für das Triggern des Gerätes und das Aufblasenlassen wurden Lerntexte – ähnlich denen zum Wahrnehmen der Atembewegungen – entwickelt. Sie lauten:

– Lippen fest um das Mundstück schließen, dann die Luft durch das Mundstück ansaugen und sich aufblasen lassen, ausatmen. Die Kurztexte sind: saug – lassen – aus / saug – lassen – aus. Mit diesen Texten haben die Patienten die Beatmung schnell gelernt.

• *Wirkung*: Die Indikation zur IPPB-Therapie muß von den Ärzten unter Anwendung medikamentöser Therapie genau gestellt werden. So können Patienten mit Atemwegsobstruktionen bei gleichzeitiger medikamentöser bronchienerweiternder und sekretolytischer Beatmungsinhalation Atemerleichterung und Sekretelimination erfahren. In der postoperativen Phase kann es zur Wiederbelüftung von minderbelüfteten Alveolarbezirken führen sowie zum Sekrettransport kommen. Schleimverflüssigung kann mit sekretolytisch wirkenden Medikamenten erzielt werden.

• *Anwendung*: Die Indikation zur IPPB-Therapie bei Lungenerkrankungen und in der postoperativen Phase muß von den Ärzten für die einzelnen Patienten exakt gestellt werden.

6.4 ANHANG
KRITISCHES ZUR BEZIEHUNG
VON HALTUNG UND ATMUNG
DES GESUNDEN

Nach Vortrag Ch. Kuhlenbäumer (1987)

Bei einigen in der Atemtherapie tätigen Personen besteht die Meinung, daß eine enge Beziehung zwischen der aufrechten Körperhaltung im Sitzen wie im Stehen und der Atmung bestehe und zwar derart, daß *nur eine Haltung mit geradem Rücken ein freies Atmen garantiere.* Diese Auffassung entspricht nicht der Wirklichkeit bzw. der Erfahrung. Es gibt eine Beziehung zwischen Körperhaltung und Atmung, die jedoch eine andere als die angenommene ist. Das soll an folgenden Ausführungen verdeutlicht werden:

• Die Bezeichnung *Körperhaltung* bezieht sich selbstverständlich nicht nur auf die aufrechte Haltung sondern auf jede Art der Körperposition. Die Körperhaltung erfüllt den Zweck, als Ausgangsstellung für viele Handlungen zu dienen, z. B. wenn etwas gehoben werden soll, bei sportlichen Leistungen u. a. In der Gestaltung der Körperhaltung besteht ein großer Spielraum, zumal sie von mehreren Komponenten bestimmt wird, d. h. von der *Form des Skelettes (speziell der Wirbelsäule),* von der *Leistung der Muskulatur* in der Auseinandersetzung mit der Schwerkraft, von dem *neurophysiologischen Aspekt* der Körperaufrichtung durch die sog. Stell- und Haltereflexe, von der *Psyche,* d. h. der jeweiligen Befindlichkeit der Person. Auch wird die Körperhaltung von dem Ziel bestimmt, welches die jeweilige Haltung diktiert. Die Körperhaltung des Gesunden besteht daher aus einem *Funktionsanteil und einem Ausdrucksanteil.*

• Ähnliches läßt sich über die *Atmung* ausführen: Wie in den Teilen 1 und 2 (anatomische, physiologische und pathophysiologische Grundlagen, S. 20–105) dargestellt, hat sie als *Funktion* den Gasaustausch und die Sicherung des Säure-Basengleichgewichtes. Sie ist aber auch abhängig vom psychischen Befinden (s. Teil 5, »Atmung und Psyche«, S. 149–159) und darum auch *Ausdruck.*

- *Körperhaltung und Atmung haben also beide einen Funktionsanteil und einen Ausdrucksanteil. Darin besteht ihre Ähnlichkeit und nur darin ihre Beziehung zueinander.* Ihre Funktionen sind nämlich auf *sehr verschiedene Ziele* gerichtet. Die Körperhaltung hat die jeweilige Handlungsbereitschaft zum Ziel, und sie ist dann optimal und gut, wenn diese Haltung mit einem Minimum an Energie geleistet wird. Die Atmung hat den Gasaustausch zum Ziel, der ein geregelter Vorgang ist (s. Atmungsregulation, Teil 2, S. 86). Gesunde können damit rechnen, daß dieser optimal funktioniert und zwar unabhängig von der Körperhaltung.

Zusammenfassend ist festzustellen, daß Körperhaltung und Atmung Vorgänge sind, die auf verschiedene Ziele gerichtet sind. Eine Ähnlichkeit besteht zusätzlich zu dem oben Ausgeführten darin, daß sie unbewußt und unwillkürlich sind, beide aber bewußt gemacht und willkürlich verändert werden können.

6.5 LITERATUR

ADAMS, R. D. & PILLBERRY, H. C. (1922): *Positions and Activities of the Diaphragms as Affected by Chanches of Posture.* Arch. intern. Med. **29**, S. 245–252.

ALBERS, D. & EHRENBERG, H. (1960): *Die Beweglichkeit der Zwerchfellkuppen bei Pleuritikern.* Krankengymnastik **12**, S. 97–100.

BÄNSCH, S. (1992): *Atemtherapie bei neuro-muskulären Erkrankungen.* Krankengymnastik **44**, S. 716–726.

BARTLETT, R. H., GAZZANGIA, A. B. & GERAGHY, T .R. (1973): *Respiratory manoevres to prevent postoperative pulmonary complications, a critical review.* J. amer. med. Ass. **224**, S. 1017–1021.

BAUMHÖFENER, I. & GEYER, M. (1992): persönliche Mitteilung.

BRÜNE, L. (1994): *Reflektorische Atemtherapie.* 3. überarb. Aufl. Thieme Verlag, Stuttgart.

EHRENBERG, H. & von UNGERN-STERNBERG, A. (1987): *Krankengymnastik bei peripheren Gefäßerkrankungen.* R. Pflaum Verlag, München.

EHRENBERG, H. (1975): *Einführung in neuere Lern- / Übungsmethoden und ihre Anwendung in der krankengymnastischen Atemtherapie.* Krankengymnastik **27**, S. 4–13.

EHRENBERG, H. (1976): *Zur Beurteilung der Atemform in verschiedenen Übungspositionen.* Krankengymnastik **28**, S. 329–335.

EHRENBERG, H. (1980): *Zum Stellenwert krankengymnastischer Atemtherapie bei bronchopulmonalen Erkrankungen.* Fachtagung »Krankengymnastik aktuell« in Hamburg, S. 30–38, R. Pflaum Verlag, München.

EHRENBERG, H. (1981): *Entspannung in der Krankengymnastik.* Krankengymnastik **12**, S. 772–776.

EHRENBERG, H. (1983): *Aufgaben und pathophysiologische Grundlagen der krankengymnastischen Atemtherapie.* Krankengymnastik **35**, S. 382–389.

EHRENBERG, H. (1984): *Krankengymnastische Behandlung bei Hyperreagibilität der Bronchien.* Krankengymnastik **36**, S. 223–226.

EHRENBERG, H. (1987): *Krankengymnastik der obstruktiven Atemwegserkrankungen.* Prax. Klin. Pneumologie **41**, S. 571–572.

EHRENBERG, H. (1996): *Maschinelle Beatmung.* Physiotherapie Bd. **4**, S. 331–337, Thieme Verlag, Stuttgart.

FRUHMANN, G. (1967): *Wesen, Entstehung und sinnvolle Atemtherapie der chronisch obstruktiven Bronchialerkrankungen.* Krankengymnastik **19**, S. 45–47.

GIEBEL, O. (1989): *Der variable, dosierbare Totraumvergrößerer in der prä- und postoperativen Atemtherapie.* Krankengymnastik **41**, S. 986–988.

GIERSE, H. H. (1975): persönliche Mitteilung.

HAASE, H., EHRENBERG, H. & SCHWEIZER, M. (1985): *Lösungstherapie in der Krankengymnastik.* R. Pflaum Verlag, München.

HEECKT, D. (1994): *Die PEP-Atmung.* In: *Physiotherapie bei Mukoviszidose,* S. 86–89. Arbeitskreis Physiotherapie bei Mukoviszidose, Mukoviszidose Service GmbH, Bonn.

HINRICHSEN, K. (1962): *Die Zwerchfellbewegungen bei Atmung in Seitlage.* Zeitschrift f. Anatomie u. Entwicklungsgeschichte **123**, S. 97–105.

KIESELMANN, R. (1994): *Die Autogene Drainage (AD).* In: *Physiotherapie bei Mukoviszidose,* S. 78–82. Arbeitskreis Physiotherapie bei Mukoviszidose, Mukoviszidose Service GmbH, Bonn.

KIRCHNER, P. & EHRENBERG, H. (1996): *Physiotherapeutische Techniken der Atemtherapie.* Physiotherapie Bd. **4**, S. 276–322, Thieme Verlag, Stuttgart.

KUHLENBÄUMER, CH. † (1987): *Kritisches zur Beziehung von Haltung und Atmung des Gesunden.* Vortrag, gehalten am 16. 11. 87 auf der Jahreshauptversammlung der Arbeitsgemeinschaft Atemtherapie in Mainz (unveröffentlicht).

KUMMER, B. (1975): persönliche Mitteilung.

LAUBER, B. & LAUBER, J. (1996): *Chronische Bronchitis.* Verlag Sport und Gesundheit, Berlin (Medicus Verlag Gesundheit).

LAUENSTEIN, U. & BÄNSCH, S. (1995): *Atemtherapie.* Sammelband Arbeitsgem. Atemtherapie, Deutscher Verband f. Physiotherapie – Zentralverband d. Krankengymnasten (ZVK) e.V. – Redaktionsbüro Boczkowski u. Frantz

MANG, H. (1989): *Atemtherapie mit apparativen Atemhilfen in der Operativen Medizin.* Krankengymnastik **10**, S. 979–985.

SEITH, U. (1972): *Inhalation mit intermittierendem Überdruck bei chronisch obstruktiven Lungenerkrankungen.* Praxis der Pneumologie **26**, S. 353–358, Thieme Verlag, Stuttgart.

SIEMON, G. & EHRENBERG, H. (1972): *Beitrag zur Behandlung von Atemfunktions-störungen mit physikalischen Methoden aus internistischer Sicht.* in LÜDERITZ, B. (Hrsg.): Zur Wirkungsweise unspezifischer Heilverfahren, S. 109–121, Hippokrates Verlag, Stuttgart.

SIEMON, G. & EHRENBERG, H. (1987): *Atemtherapiegruppen, Aufbau und Organisation.* Prax. Klin. Pneumologie **41**, S. 576.

SIEMON, G. & EHRENBERG, H. (1996): *Leichter atmen – besser bewegen.* 4. überarb. Aufl., Perimed-Spitta im Spitta Verlag, Balingen.

SIEMON, G. (1980): *Objektivierung der Wirksamkeit krankengymnastischer Atemtherapie auf die gestörte Atemmechanik des Erwachsenen.* Fachtagung »Krankengymnastik aktuell« in Hamburg, S. 39–46, R. Pflaum Verlag, München.

SIEMON, G. (1981): *Stellenwert der physikalischen Atemtherapie bei obstruktiven Atemwegserkrankungen.* in MEYER-SYDOW, J. (Hrsg.): Fortbildung in Thoraxorganen, Bd. **10**, S.1995–1999, Hippokrates Verlag, Stuttgart.

SIEMON, G., EHRENBERG, H. & THOMA, R. (1973): *Die Beeinflussung des bronchialen Strömungswiderstandes durch Physikalische Atemtherapie.* 6. Int. Kongreß f. Physikalische Medizin, Barcelona 1972, S. 26–31.

STOKVIS, E. & WIESENHÜTTER, E. (1961): Der Mensch in der Entspannung. 2. Aufl. Hippokrates Verlag, Stuttgart.

THACKER, E. W. (1973): *Postural Drainage and Respiratory Control.* 3. Aufl., Lloyd Luke Medical Books, London.

UNGERER, D. (1971): *Zur Theorie des sensomotorischen Lernens.* Verlag Karl Hofmann, Schorndorf b. Stuttgart.

VAITL, D. (1978): *Entspannungstechniken.* Handb. f. Psychologie, PONGARTZ, I. (Hrsg.) S. 2108, Hogrefe Verlag Göttingen.

SACHREGISTER

Weitere Bücher von Hilla Ehrenberg

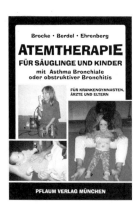
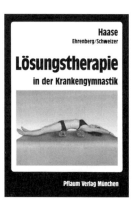
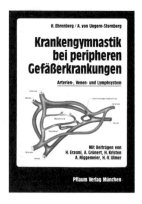